U0003859

CARE
Good Care ,
Good Living

CARE

Good Care ,
Good Living

CARE

Good Care ,
Good Living

CARE
Good Care ,
Good Living

CARE
Good Care ,
Good Living

care 14

西出陽關
無故人的失智歲月

作者：陳亮恭，劉建良 / 合著
畫作提供：鄧雪峰
責任編輯：劉鈴慧
美術設計：張士勇，倪孟慧
法律顧問：全理法律事務所董安丹律師
出版者：大塊文化出版股份有限公司
台北市10550南京東路四段25號11樓
www.locuspublishing.com
讀者服務專線：0800-006689
TEL：(02) 87123898　FAX：(02) 87123897
郵撥帳號：18955675
戶名：大塊文化出版股份有限公司
版權所有　翻印必究

總經銷：大和書報圖書股份有限公司
地址：新北市五股工業區五工五路2號
TEL：(02) 89902588 (代表號)　FAX：(02) 22901658
排版：天翼電腦排版印刷有限公司
製版：瑞豐實業股份有限公司
初版一刷：2011年11月
定價：新台幣 320元

ISBN：978-986-213-284-5
Printed in Taiwan

國家圖書館出版品預行編目

西出陽關：無故人的歲月／陳亮恭,劉建良
合著.--初版.--臺北市：大塊文化.2011.11
面；公分.--（Care；14）
ISBN 978-986-213-284-5（平裝）

1.失智症 2.健康護照
415.934　　　　　　100020724

每個失智的老人背後，

都有一個故事，

像杯少糖，

或忘了放糖的檸檬汁，

酸酸澀澀的哀愁，

無邊無際……

謹以此書，

獻給失智症的家屬與照護者，

真的辛苦了；

讓我們一起面對，

相互扶持，

走一條依偎取暖的路！

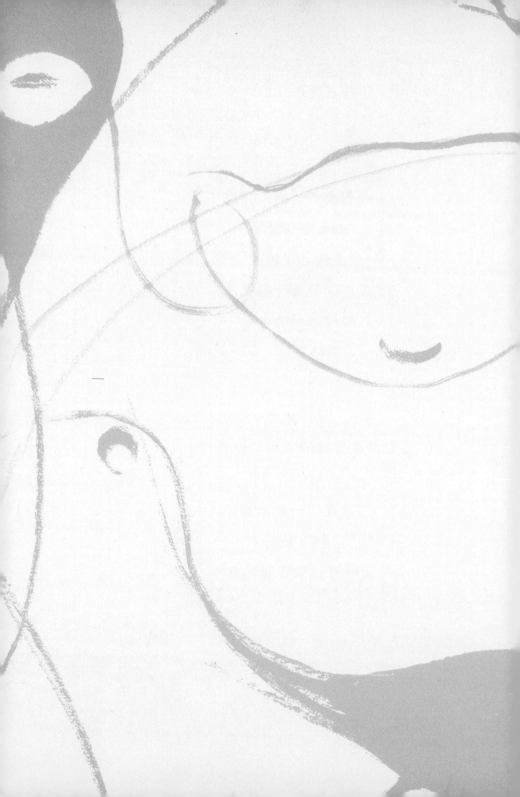

西出陽關
無故人的失智歲月

台北榮民總醫院高齡醫學中心
陳亮恭 主任　　合著
劉建良 主治
　　　　 醫師

鄧雪峰 教授　畫作提供

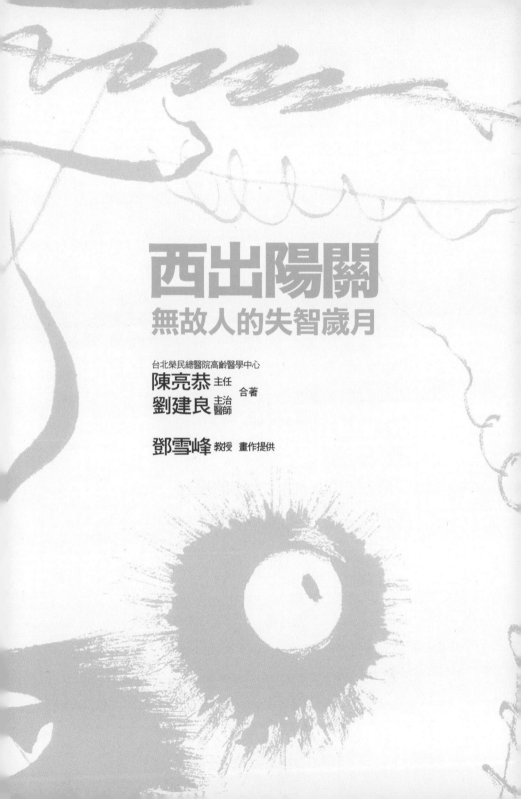

目錄

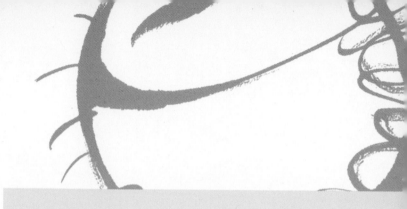

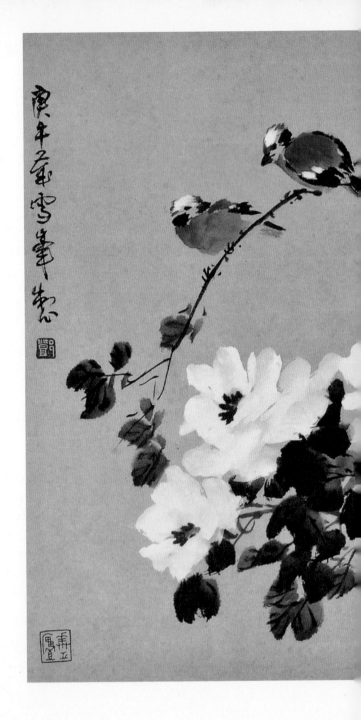

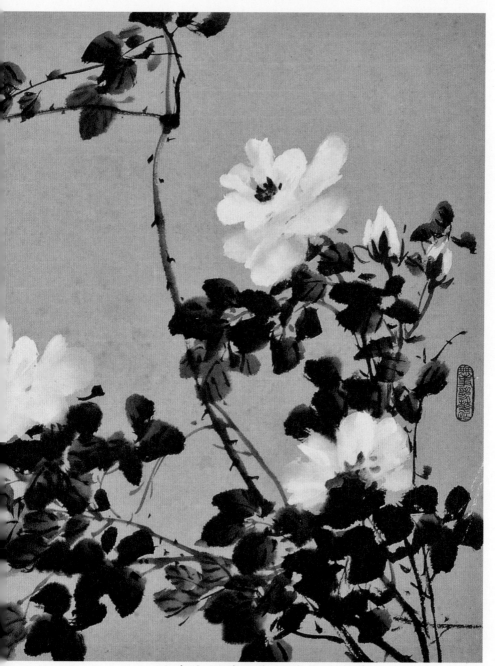

生命中，曾經鳥語花香的風華……

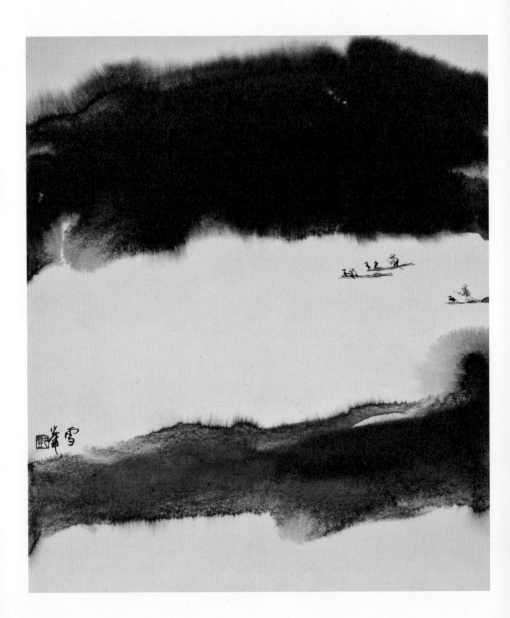

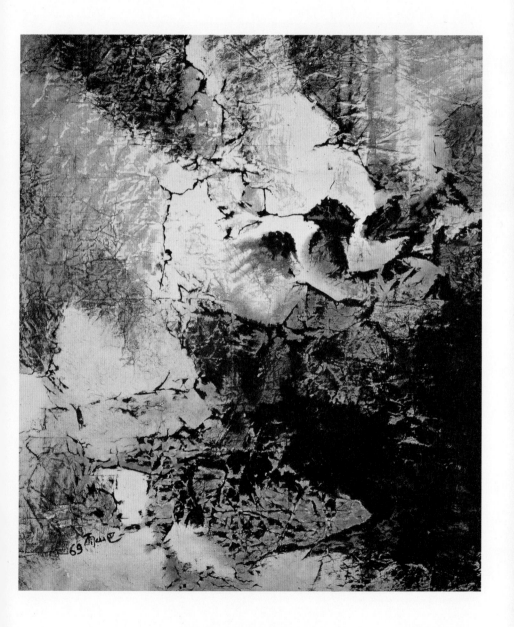

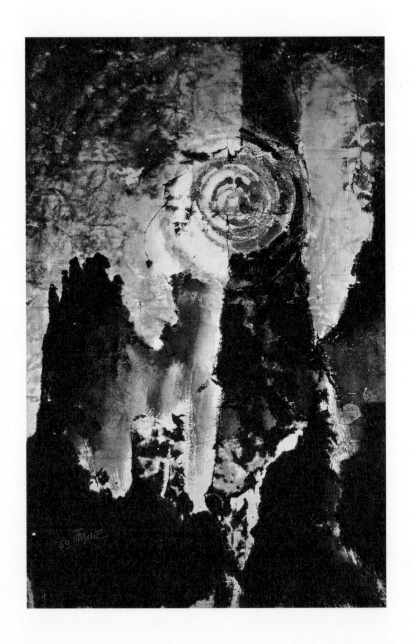

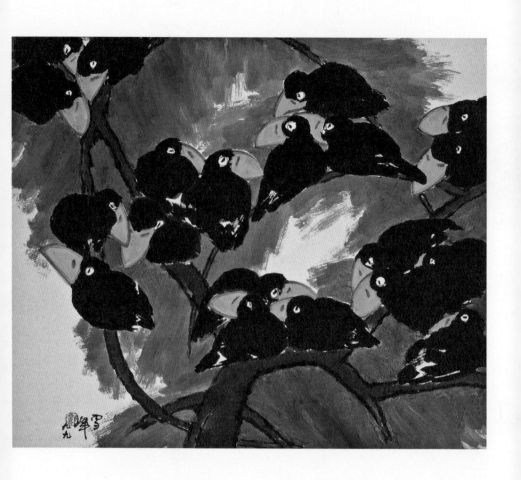

紫霄吟破黃昏月

玉蘚人踏杏花天

雪峰書

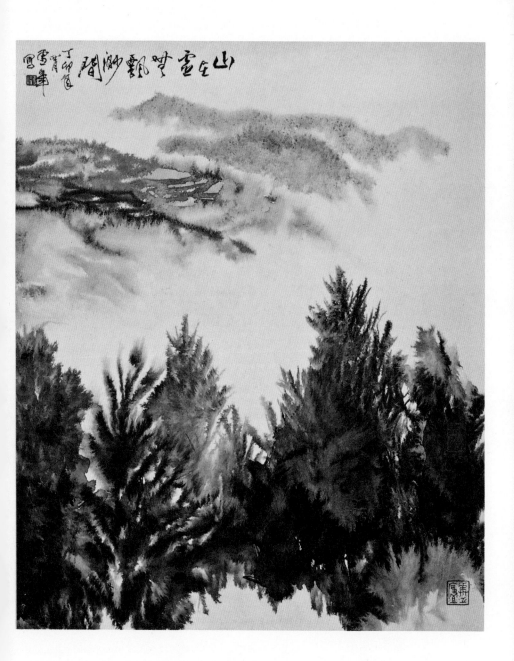

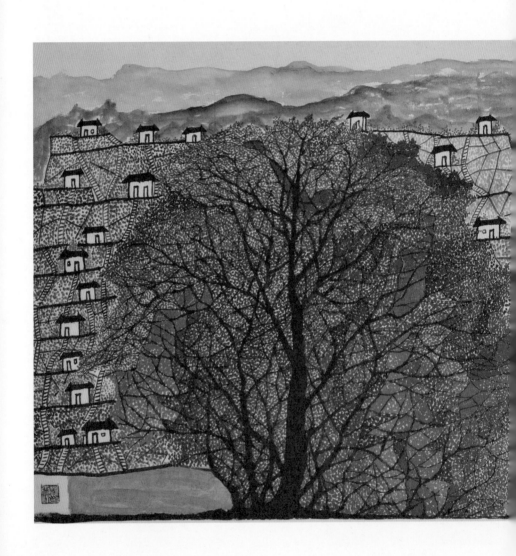

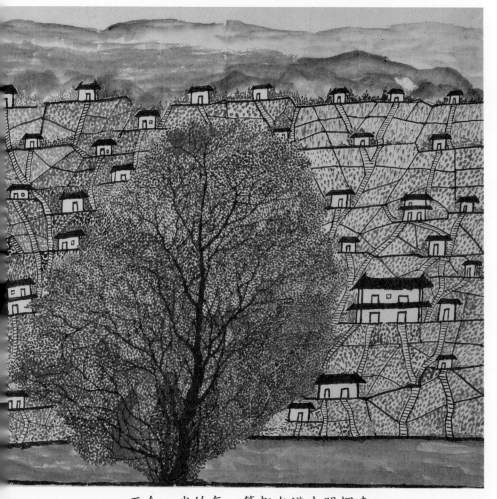

而今，我的每一筆都在遊走間探索……

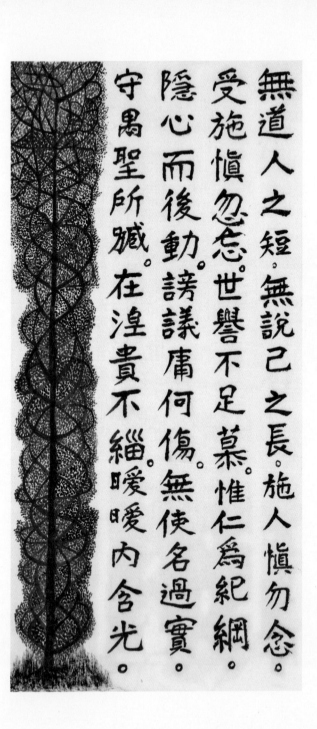

無道人之短。無說己之長。施人慎勿念。
受施慎勿忘。世譽不足慕。惟仁為紀綱。
隱心而後動。謗議庸何傷。無使名過實。
守愚聖所臧。在湼貴不緇。曖曖內含光。

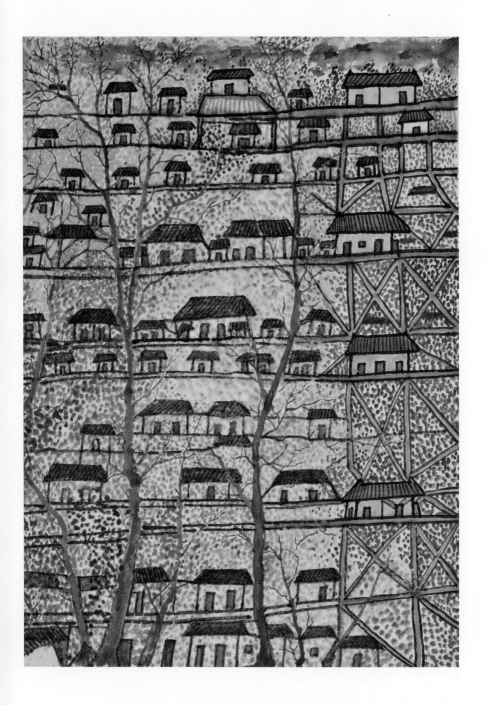

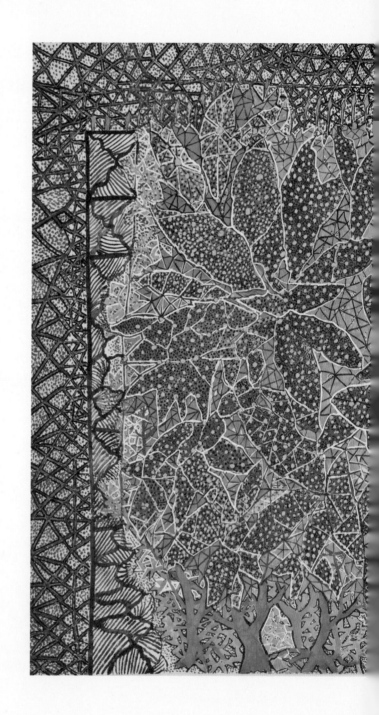

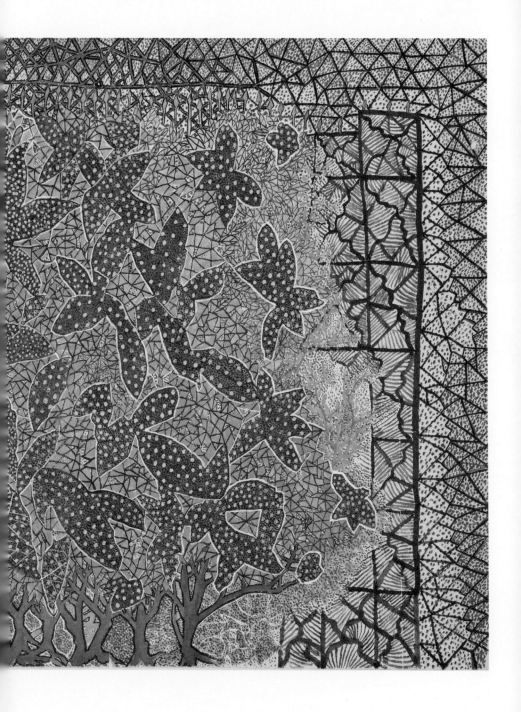

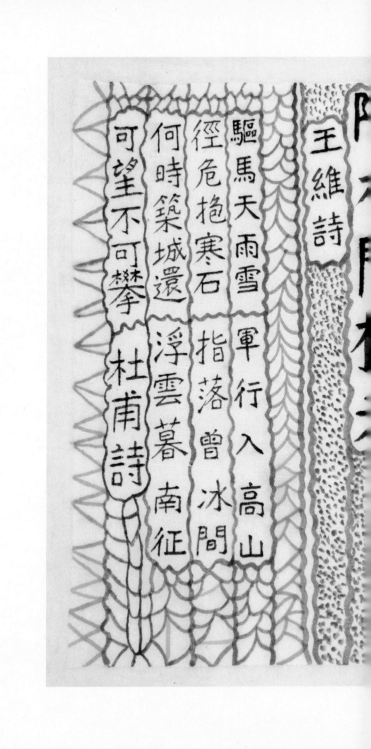

王維詩

驅馬天雨雪　軍行入高山
徑危抱寒石　指落曾冰間
何時築城還　浮雲暮南征
可望不可攀　杜甫詩

太乙近天都
連山到海隅
白雲迴望合
青靄入看無
分野中峰變
陰晴眾壑殊
欲投人處宿

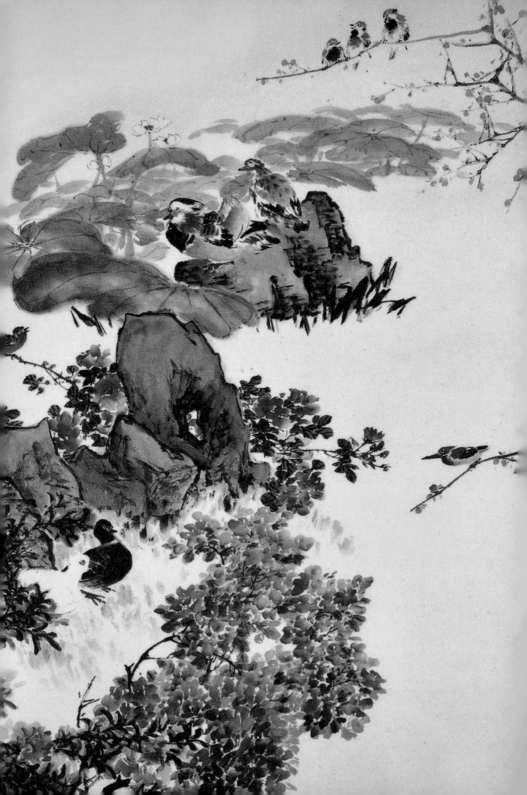

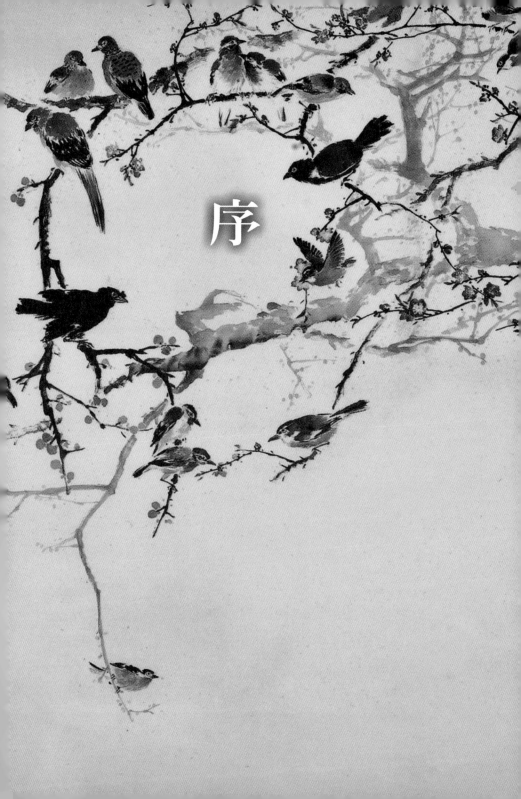

序

醫師，
一切都拜託你了

陳亮恭　自序

　　失智症的嚴重性，近年來受到相當廣泛的討論，也有許許多多的書籍、電視節目與電影，再三闡述其需要廣泛關注的各個不同角度。在全球還沒有那麼多八九十歲老人的年代，失智症患者，對多數人來說，是陌生的。所以有很多病程與治療照護的溝通技巧，須要與大家分享。

　　很多照護政策發展的重點，應該要被提醒的；有很多醫療照護目標，要被實現；對於失智症這樣的疾病，更該要透過「一個生命歷程」的角度來探討，這些都構成了再出一本書的理由。

　　一位長期在我門診的病患，兩岸頂尖、享譽國際的

國畫藝術大師——鄧雪峰教授，這六、七年來，我跟著他許多的門生一起叫他們賢伉儷：「老師、師母」，我也真心的把鄧教授視為我的老師，對他失智過程，一路走來的感受，點滴都記在心頭。

老師來就診起初是因為慢性病的治療，而更重要的目的，是師母在書中「幾何」那一篇文章中，所提到的一些症狀。當年老師來就診時的「簡易心智功能評估」（Mini Mental State Examination）約為 26 分，這在定義上並沒有失智症，而「臨床失智評分」（Clinical Dementia Rating Scale）則在 0.5，在在都指出老師並未罹患失智症，但可能已處在一個失智的高風險狀態；這樣程度的認知功能退化，已經造成老師與師母相當的不安。

那時候老師來就診時還相當健談，但情緒上較為不安與低落，可能因為他感覺到自己的狀況正在退步。對於一個過去生活自理能力越好、教育程度越高的人而言，自覺的記憶與判斷力退化，並不是冷冰冰的檢測數字可以呈現的。

慢慢的，老師開始服用失智症的藥物了，也持續的

在我門診就醫。老師逐漸退化的狀況，讓師母的壓力也大了起來，師母情緒上的低落與憂心，也慢慢的讓她自己的健康狀況受到影響。

隨著病程發展，老師越來越沉默，我一直鼓勵他一定要好好的畫畫，而師母說：「他畫圖的風格、內容、已經變化到不知道該怎麼形容？」但畫評家看到這些似乎宛如童畫的作品時，還是不免會讚嘆：「在這些簡單線條中，所流露出的功力依然不減當年啊！」

幾年下來，師母有時候陪老師到他最愛的黃山住段時間，有時候在台北，無不希望老師能維持一個穩定的心情與環境繼續作畫；但老師的認知功能，卻猶如過了臨界點之後急速溜滑梯般，一發不可收拾的往下走，但不變的是老師總在看完門診，最後似懂非懂露出爽朗的笑容：「一切都拜託你啦！」這也是這麼幾年下來，老師難得卻固定出現的笑容。

失智症的種類很多，也因為疾病的病程差異，而會衍生出不同的故事與照護需求，如書中提到的額顳葉失智便是一個較難診斷與治療的疾病，一方面是藥物的療

效相當有限，二方面是因爲這個疾病所衍生的性格變化，往往讓家人難以接受。

病患似乎都有很合理的說詞與理由，但因爲這些病患在記憶上並不見得有很明顯的落差，常常無法讓家屬同意「這是失智的一種」。因爲他們感覺到的是一個、個性迥異、但記憶沒有變化的家人，甚至覺得病患完全變了一個人，讓人無法接受。

隨著現代人平均年齡的增加，一個家庭中，父母均爲失智症的狀況也不少見了，家庭支持系統好的家屬尚且很難照顧了，更何況一般家庭民眾，要同時照顧兩個失智症病患就難上加難了。

失智症這個疾病的特色，在緩慢退化的過程當中，爲人子女的常常很難接受自己的父母，變成比自己的小孩還要小孩，尤其當精神症狀出現的時候，就更無法照顧，有時一個是幾天不吃飯，另一個卻是吃不停；一個整天睡、而另一個卻兩三天不睡覺……

這本書的完成，主要來自許許多多個失智病患與家人的故事啓發，坦白說目前失智症並沒有根治的藥物，

延緩失智進展的藥物種類也少之又少，藥物治療的藥效還有些疑慮，而非藥物治療的成效評估，也還欠缺全面性的大規模證據。但是失智症病患的照護，卻是每天每天的挑戰，每天也都不會一樣。

看著自己的父母老去，是一種對生命的感觸，但看著自己的父母或伴侶逐漸失去記憶，從人生往回走的逐步失去一點一滴的能力，這是對生命歷程的「一種剝奪」，格外令人難過，但也更需要善加關心與支持。不過，我們的眼光應著眼於病患依然存在的功能，而不是嘆息已經失去的功能。

外國曾有幾位畫家，因為罹患失智症而逐漸產生畫風轉變，而國畫畫家受失智症影響而改變繪畫風格，目前在世界上卻沒人進行整理。失智症的照護基本上是我們在向病患與家屬學習，但無論如何，失智症應該要針對照顧與照護的部分做更進一步的研究與探索，而不是單純的針對藥物治療。

站在身為醫師的角度，希望看待失智症，要能夠培養對病患生命歷程進展的眼光，對病患記得的事情、或

是不記得的事情、先退化的功能、與較慢退化的功能、反覆提及的人名與記憶……多加留心，一切就都變得「有跡可循」了。

　　謹以這本書，獻給每一個失智症病患與其家屬！

雖然他早已忘記，
但我依然疼惜

劉建良　自序

　　門診有位認眞照顧失智父親的兒子，他給了我深刻
的啓示。

　　爲了失智的父親，他辭去了工作，在家專心地照
顧。爲了 hold 住父親僅存的記憶，了解不清楚的過去，
還特地帶父親回趟大陸做「懷舊之旅」，詢問他印象中嚴
謹、認眞的父親，過去年少時的點點滴滴。

　　爲了照顧父親，他參加了許多失智照護訓練的課程
與團體，了解台灣目前失智照護的現況與問題，認眞的
自己學習新知，將所學的知識，落實成照顧父親每天的
功課。

　　他有一個本子，裡面放著親人的照片，隨時提醒幫
忙父親「認人」；寫著照顧病人一些很重要的事：

● 每天要有的運動或遊戲，遊戲是父親耍賴時，變通鼓勵
　的運動方式。

● 記錄身體的狀況，以方便門診時和醫師討論。

● 記錄父親喜歡的食物，用以維持他的好胃口。

　　他深知物理治療跟職能治療的重要性，自己設計許
多活動讓他父親進行，所用的東西都不是很昂貴的專業
器材，例如沙灘球、沙包、軟式網球、小孩益智遊戲、
彈力帶等等，都是市面上簡單就可以買到的東西。經過
自己改良或是製作，就可以變成好用的訓練器材，在這
經濟不景氣的時候，是一個很好的例子，DIY 也可以有
好創意。

　　寫這本書，是希望藉由在門診遇到這些案例，可以
讓大家多一點了解，失智患者的心理發生了什麼事？他
們需要什麼？讓沒有失智的朋友，可以藉由這本書，知
道失智的人，面臨著什麼樣身不由己的困難，一同來關
心失智患者，與體諒辛苦的家屬、或其他身分的照護者。

　　對於懷疑有輕度智能障礙、或是輕度失智的病患，可以藉由這本書相關章節的內容，了解自己可能遇到的問題，及早做好後續的規劃與準備。對於家中有走入失智病程的家屬，希望本書中提到的各種照護的技巧、應對的觀念……資訊，可以讓大家在照護失智病人的過程中，減少一些挫折，多一點成就感；減少一些壓力，多一點釋放與坦然的面對。

　　期待所有照護失智長者的朋友們，都可以找到支撐自己走下去的一條路，這條路不只是學會怎樣跟失智長者相處，還能夠讓自己生活，也過得有品質些，不再那麼無助和緊繃。

　　謝謝曾來看診的病人與家屬，用他們的人生經歷，教導我的成長，沒有他們，就不會有這本書的內容；謝謝鄧雪峰教授與鄧夫人無私地提供畫作，讓整本書增色許多；謝謝大塊文化編輯部劉鈴慧小姐耐心的敦促寫這本書，多虧她的整理，這本書才有完整的全貌；謝謝台北榮總精神科李耀東醫師協助整理鄧雪峰教授畫作，並提供專業的建議；謝謝我的太太映竹，在懷孕孕吐時，

還是陪我一起撰寫這本書，她總是幫我記憶一些我平常不經意想到的點子，且藉由跟她討論，讓我得到很多靈感。

我希望這本書可以在閱讀過程中，對大家有所幫助，那也就達到寫這本書的目的了。希望所有的失智病患與照顧者，都能夠一起互相扶持，一起學習和歷練這樣的人生課題。

祝福大家！

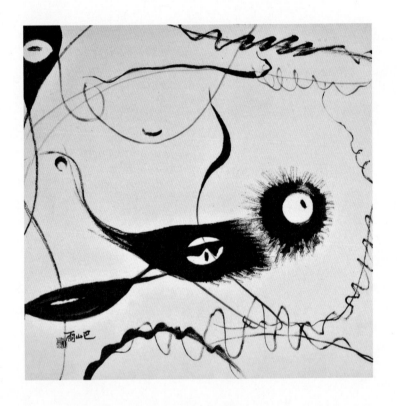

緒

似曾相識的全新

鄧雪峰教授，

政戰學校美術系教授兼主任，

素以花鳥見譽於時，

潑墨暈染山水畫作，超然於塵俗之外。

為享譽國際的國畫名家大師！

1929 年出生於四川省安岳縣正北街「一洞天」。

1948 年時局丕變，投入青年軍 201 師。

1949 年抵台，10 月 25 日參加古寧頭戰役。

1961 年任教於政工幹校。

1962 年與林縈禧女士完婚。

面對畫展的簽名綢，他遲疑了⋯⋯

「六七年前吧——」熱茶的輕煙，在鄧媽媽眼前飄散。

「有回，他應邀去參加畫展的開幕，我們像往常一樣，

一塊兒連袂出席，可是在簽名綢上，

他瀟灑的簽完自己的名字後，舉筆停在半空中，

好一會兒，他用低到不能再低聲音問我，

怎麼就一點兒也想不起來妳的姓名了？」

鄧媽媽低垂眼簾，也藏不住眼角閃閃的淚光：

「當時，我還頂生氣，怨他：都嫁給你幾十年了，

你竟然會一點兒也想不起來，我的姓名了⋯⋯」

幾何

早春的三月天，乍暖、總還是寒得多。

佇立半山腰上的社區，毛毛細雨有一陣、沒一陣的，空氣冷冽、卻也清新。

七十多歲的鄧媽媽，談起話來，就是很有溫婉教養的輕聲細語：「妳看他的畫，曾經是這麼揮灑自如、大器磅礡！」闔起早年的畫冊，鄧媽媽打開一卷卷從書房拿出的新作：「看，這是他最近畫的。」

一張張的宣紙上，不分大小，不論是黑白潑墨、或是著了丹青顏色，總有挺拔桃樹三四株，昂首向天、布滿點點、密密麻麻的點點，卻是遠遠近近、墨色濃淡間是有所層次的點呀點的，綴在一株又一株的桃樹上，令人屏息。光是這些點點，要花多少時間，才能這般細膩

的表現出桃樹茂盛的風華？著實令人驚歎！

　　「一整個上午。」鄧媽媽語帶感傷：「他就這樣，一言不發、安安靜靜、無比專注的點呀點呀，畫紙之外，身邊、周遭、一切的一切，彷彿對他，都是不存在的。」

　　畫中有黑瓦白牆的江南水鄉民宅，一幢又一幢，錯落有致，構圖上卻千篇一律，方形的組合，長方形、正方形、梯形；而矮牆，則是大大小小不同的三角形組合，倒有幾分嵌瓷畫的感覺。換個角度看，這是幅極其巧奪天工的幾何圖形，拼湊而成的風景水墨畫，構圖的原素，只有毛筆尖兒的點點、各種方形、和三角形。

　　「眞的就像醫生說的，像無意識似的，不斷的重複這些，方啊、圓啊、三角形啊。」

　　可是，即便是不斷的重複這些，方啊、圓啊、三角形啊，都已經和教授的心思、的人，合而爲一了；幾乎等於是教授生命本能的揮灑！這樣的畫作，不說穿，有幾個人看得出，是出自病人之手？

　　「我問醫生，他這樣會不快樂嗎？會不會很無聊？醫生說不會，他這樣可以一心一意做他自己想做的事，

反而是沒有世俗包袱的。」

　　望著窗外山間的雲霧，鄧媽媽幽幽問：「妳知道梵谷嗎？梵谷有幅名作「星夜」，畫的是滿天漩渦狀的星光，有人說他瘋了，可是也有人說，他是病了，得了一種叫做『梅尼爾氏症』的病、產生暈眩後，所畫出來的。也有部分藝術學者堅持，說梵谷的構圖嚴謹、細密，實在不像出自精神疾病患者的手。」

　　無限憐惜輕撫著這些畫，鄧媽媽邊收拾著：「他病了這幾年，他的畫，還是有他的風範跟水準，有人要我賣，說要高價收藏，好比印刷出了缺陷的鈔票、或是窯變了的燒陶，說不定日後會比早年的畫作，更有價值。」

　　攤在茶几上的幾幅畫，潑墨之外的，用色自有一派安之若素的沉穩，天地間再多的繽紛，也攪動不了這自成一脈的篤定。這些畫，似乎在傳遞著老教授現在最真實的心境：走過人生多少的大風大浪之後，終於還了自己的本色，想怎麼畫，就怎麼無拘無束的畫，不受牽制，再也沒什麼可干擾創作的了。

　　「給我再多錢，我也不賣！」鄧媽媽小心翼翼的一

張張捲起來，仔細的收回樟木箱子裡：「我怎麼捨得呢？他還能再畫多久？現在畫一幅、是一幅，張張都是我的寶！」

是青光眼嗎

「慢慢的，發現他的畫，少了潑墨的大筆揮灑、怎麼越畫越小了呢？實在疑惑不安，連哄帶勸的要他去看醫生，結果醫生說，該是青光眼的視野萎縮造成的吧？如果，真是這麼單純，倒也還好，可是人怎麼也跟著變了呢？」

嘆口好長的氣：「慢慢的，他越來越不愛說話了；本來還喜歡的東西變不愛了，幾個好朋友聚聚餐、喝個小酒、打打麻將，他原本都是熱中的，卻也越來越意興闌珊。最明顯的是，畫、退步到落差越來越大，我們只好一家一家醫院的去找原因。」

「在一些餐會上，原本興致高昂的他，不但越來越自閉，甚至會沒有理由的自顧離席，起身窩到牆邊兒角落上。我奇怪不解之下，免不了一頓數落，怎麼變得掃

興和不禮貌了呢?」鄧媽媽的眼光,黯淡晦澀:「後來找上了腦神經心理科,爲了不讓他多心,我們倆一起做了個心理測驗,醫生告訴我,他的腦子裡,管語彙、邏輯思考的額葉部份,出了點問題。」

妳趕快出來一趟

「有天,我正忙著做午飯,他急匆匆的打電話回來──」

「我在銀行,妳趕快來一趟。」

「正在忙呢,什麼事呀那麼緊張?」

「我密碼一點都想不起來了……」

「你有去改過嗎?」

「沒呀!」

「上次你自己跑去換了郵局的印章,你也說沒!」

「可是,我真的沒換呀,怎麼就一點都想不起來了……」

「我一樣怨他，跟我生分了，幾十年的結髮夫妻，老來反倒是什麼都防著，既然都不跟我說了，我還管你那麼多幹嘛……」鄧媽媽的聲音，像窗外的毛毛細雨，飄飄忽忽的。

計程車，我要去瑞安街

「我們在瑞安街住了幾十年，他總在瑞安街巷口剪頭髮，來回不過一個小時左右吧？那天，他說去理髮，去了好久，我就是打心裡慌。」

不敢抬眼看鄧媽媽說話的神情。

「打電話問，理髮店老闆說，教授已經回家了，走了有一個多小時嘍。」

「他也許只是一時隨性，到哪去走走、或順便到哪去辦件事吧？我盡量安撫自己，沒事、沒事兒的。他手機沒帶出門，時間就一分一秒的過，我進進出出不斷到陽台上去張望，總算看到一部計程車轉進巷口停車，他下來了。」

等他上樓，壓著怒氣問：「去哪怎麼也不說一聲？」

「沒呀，理完頭，走著走著，停下腳步一看，站路邊想了很久，這裡是哪裡？怎麼想也想不起回家的路，只好叫計程車，跟司機說，我要去瑞安街幾巷幾號。他就載我回來，一到巷口，我又認得路了。」

「計程車花了多少錢？」

「一百七十幾吧？」

「一百七十幾？那肯定是有段路遠了……」

　　鄧媽媽沉默了兩三分鐘：「這下子，我真的嚇到、害怕了……」

綠燈了，為什麼車還轉個沒完

　　大安森林公園，二十多年來，鄧教授常去運動的，散步走走，閒來也附近四處溜達逛逛，像走自家後院兒似的熟悉。

「有天，他驚魂未定的回來——」

「怎麼行人穿越燈的秒數越來越短？怎麼紅綠燈都不管用了？我看了確定是綠燈才過馬路的，怎麼車就在身邊轉來轉去？還猛按喇叭，害我差點嚇到過不了馬路。」

「他忘了。」鄧媽媽輕嘆著：「直線車道過後，還有左轉或右轉車的通行，行人，是還要再多等一會兒燈號的；我再也不敢，讓他、單獨出門了……」

　　落地門窗，明明就關著，室內，有陽光般柔和的暈黃燈光，可怎麼就都溫暖不起來？

　　「現在，他只認我、跟我，如果我非要出門辦事不可，他又不要別人陪，孩子他有時認得、有時認不得；不管是外傭或台傭，他都不要有陌生人在家。我只能走到哪，做什麼，都一起帶著他，心理壓力，比帶小小孩還大，怕一不小心，轉個身，人給弄丟了……他都快八十好幾了，萬一走失了、想都怕啊！」

　　「為了想多挽留他一點記憶，找他得意門生來陪他吃吃飯、聊聊天，可是人來了，他只說聲坐呀，就自顧

畫自己的畫也不理人。也許，半個多小時後，他會突然想起來，問起當時同班的誰誰誰，最近好嗎？」

「我也老了。」鄧媽媽感慨萬千：「真不敢想，如果哪天，萬一、萬一我先他而去，他現在這樣越來越糟，怎麼辦？我走了，他一定沒幾天可活了。擔心、怕呀、煩惱到自己都要得憂鬱症了。」

搭電梯

「醫生說，盡量鼓勵他，讓他做有興趣的事。」鄧媽媽轉著手上的茶杯：「他畫畫之外，就愛打麻將、玩點小牌。」

「不放心讓他外出，就約朋友來家陪他玩玩，要不，就讓他到社區的朋友家打打小牌。他向來算牌之快、摸牌之準、狠勁兒全不見了，中途會停下來、一直愣愣的想，像新手在學打牌似的，摸不到該怎麼排列組合才好，又像電路突然斷電了，不能吵、不能催、等那會兒過後，他自己接通了、搭上線了，又沒事了。只是斷電次數，越來越多、越來越久……」

「到社區其他棟，12樓的鄰居家，是多年的老朋友了，他跟我說——」

「鄧老出我家大門就往安全梯走，我忙去攔他，要他搭電梯下樓，可是他堅持，才4樓，走下去很快就到了，他是不是搞錯弄忘了？當作還住瑞安街公寓呀？」

「現在這家，也是為他而搬；社區的保全、監視器、都做得很好，早上我弄早餐的時候，會鼓勵他下去中庭院子走一走、運動一下。」

鄧媽媽眼中霧濛濛的：「最近，鄰居告訴我，看他呆站在一樓電梯前，或是進了電梯，就靜靜的站著不動，似乎不知道要進電梯、上下電梯、是要按鈕的了。」

錯字，打叉、還要訂正

「現在的他，倒像個老自閉兒，不吵、不鬧、好在也不會出去亂跑亂走。像今天這樣陰霾飄雨的天氣，他就專心一意的站在窗前，對著山嵐雲靄發呆，如果不叫他，他就可以不吃不喝，站一上午，動也不動，真不知

他神遊到哪去了。」

　天氣，果然左右著人的心情。

　「我總是哄著他，來畫畫兒吧，要不寫寫書法！」
鄧媽媽好溫柔：「看，那麼一大疊宣紙黃了、霉了，你也
會捨不得的。」

　鄧媽媽攤開老教授最近寫的書法：「像不像小學生練
字啊？」若不是看過早年畫冊上蒼勁有力的行草，很難
想像是同出一人之手。

不小心寫錯了字，老教授會在錯字上打個叉叉，然後在
空白之處，寫下正確的字，就像小孩寫功課在訂正。
墨汁要是不小心弄髒了宣紙，老教授還會掩飾似的，隨
性畫朵花遮一遮。

　「小學生是最聽老師話的，他現在，第一聽醫生的
話，醫生說年紀大了，眼睛不好，辣椒能少吃就少吃吧；
他是四川人，吃了大半輩子辣椒，結果戒了，看到辣椒，
即便還是愛的，可是會喃喃自語，醫生說，不行、不可

以吃！」

襯衫裡的外套

鄧教授午說起來了，鄧媽媽趕緊過去招呼，幫他添衣：「有客人來呢！」

鄧媽媽想引著老教授到客廳。

「喔！」一聲，老教授自顧自的轉進書房，端坐案前，專心做起自己的事……

「穿衣服的順序，認知越來越混亂了，如果手邊正忙著，一時間來不及馬上幫他，他會自己穿，可是，有時候會變成外套先穿，毛衣或襯衫會穿在外面。有時候，人是清楚的，他就會和自己生氣。」

看了很多書，可是找不到有脈絡可尋的答案

「他 75 歲那年，有次大批畫作被偷，讓他整個人消沉了好一陣子，也不知道是不是日後的病變，都因這打擊而起？」鄧媽媽的表情，有著不知從何說起的無助。

「找醫生、看醫生之外，我自己也找很多相關的書來看，可是找不到一個有脈絡可尋的答案，只能眼睜睜的看著他，越忘越乾淨、越忘越徹底、或是說越來越、失智……」

鄧媽媽好傷感、好困惑：「是不是因為現在的人，活的歲數很容易就上八九十歲，所以很多以前不常見、沒聽過的疾病，統統跑出來了？是都沒徵兆可教？可以先警示或預防的嗎？」

不知道該怎麼接話……不敢追問鄧媽媽，接下來的日子怎麼辦？只能靜靜坐到她身邊，輕輕攬著鄧媽媽；可是，卻怎麼都找不到安慰話……

範

修心養
道之訣
在此
雲峰

有千里之而
志
為之仁
朱
蘇子瞻詩
辛巳春日
鄧雪峰書

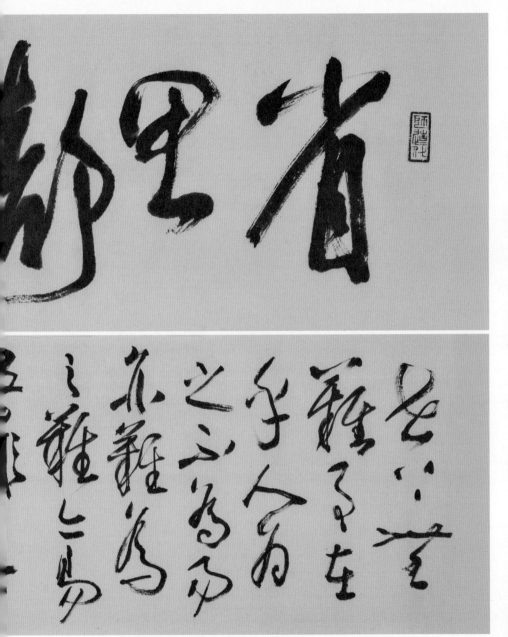

昔日的行雲流水⋯⋯

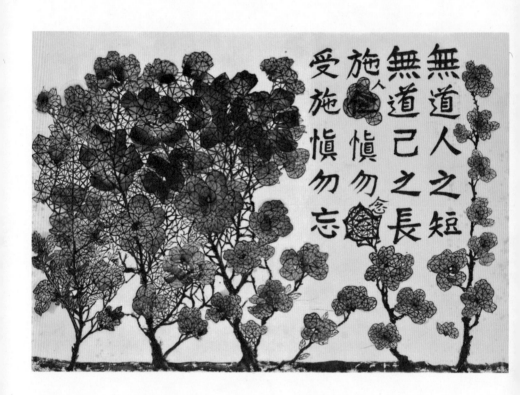

無道人之短
無道己之長
施人慎勿念
受施慎勿忘

結廬在人間。
而無車馬喧。
問君何能爾。
心遠地自偏。

採菊東籬下。
悠然見南山。
山氣日夕佳。
飛鳥相與還。
此中有真意。
欲辯已忘言。

今之傷……

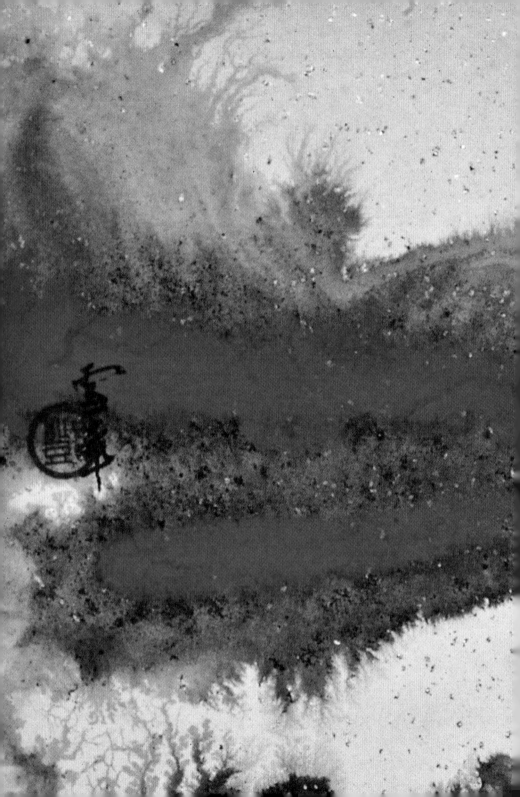

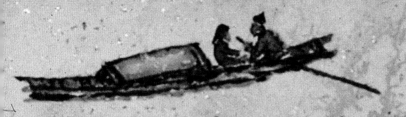

第一章

一個生命中的
歷程

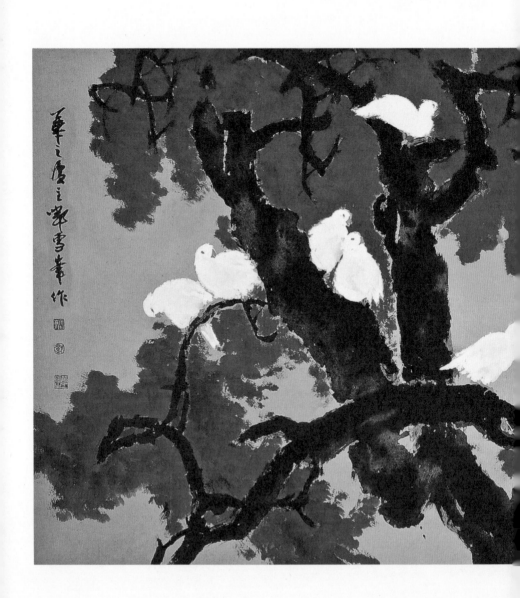

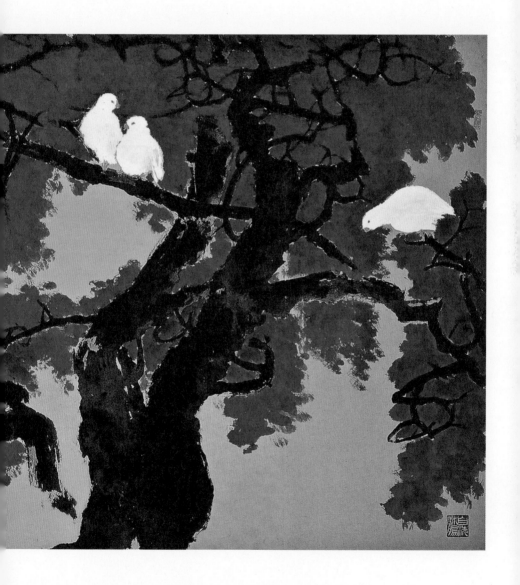

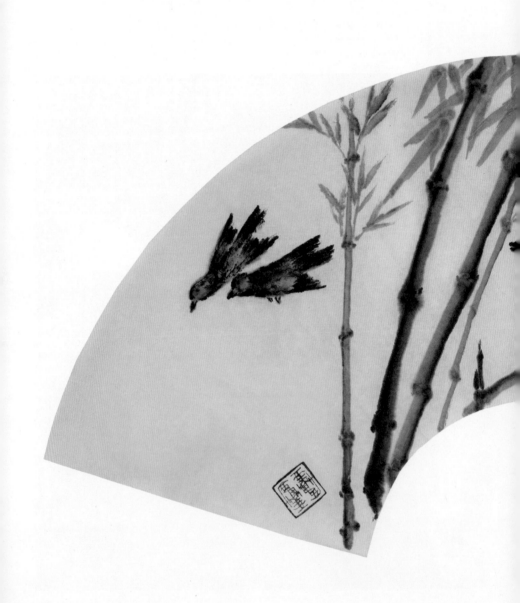

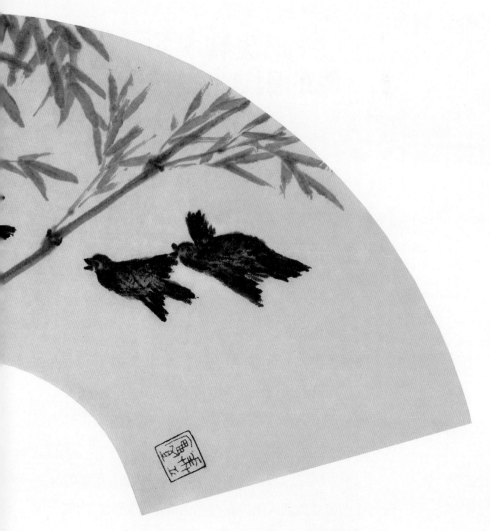

而今扇面的鳥，和我一起尋尋復尋尋……

失智，
眞的跟老化不一樣

　　從生命歷程來講，失智症的發生，65 歲以上機率大概是 5% 左右；到了 80 歲之後，高達 13%；到了 90 歲以上，則高到 30%。如果，能對失智症多些了解，是指，眞能幫得上忙的了解，會是越來越「高齡化社會」下，無數家庭的渴求吧！

　　失智症在鄉下地方，社區的凝聚力比較強的時候，這個問題有時候會被延後發現。因爲同在一個村子裡，同時間有不少人會互相串門子，幫助照顧一些老人家，這樣失智的問題，會比較晚被發現。

　　只不過現在台灣社會越來越偏向小家庭，年老的父母可能面臨要獨居，所以有些生活起居照顧上的問題，會被凸顯出來，而且常常有時候，是配偶過世之後，才

發現怎麼另一個是有失智問題的？

怎麼會這樣？什麼時候開始的

在失智症初期的時候，還沒過世的另一半，即使發現丈夫或妻子，可能生活上有了問題，認為應該是老年退化，並不很在意，就繼續「多」照顧他一些吧。那可是等到照顧者生病或過世後，其他家人開始接手照顧時，才猛然發現怎麼爸爸或媽媽變了？是什麼時候開始？怎麼會有這麼大的改變？怎麼可能會是這樣子？

事實上，配偶還在世時，這個問題早就存在了。一方面是不想說，或許是不想讓孩子操煩；另一方面，把漸進的失智，錯當是正常的老來退化，沒往「失智症」上想。可是孩子不在身邊一起生活，或是在外地工作，根本不會知道、當然就沒發現這個問題的嚴重性。

現在多少親子間的相處模式，只有逢年過節才抽空回家晃晃，就覺得年老的父母好像變得比較沉默、不愛講話。可是短短兩三天的蜻蜓點水，能觀察出什麼？也許單純覺得，可能是父母老了，不愛熱鬧怕吵吧？假期

結束又各自離開了。

　　偶爾打打電話回家，就是認知功能比較好的爸爸或是媽媽，負責接電話、回答，也多半是報喜不報憂，總說：「最近都還好，生活也都還可以；不用擔心。」可是等到這個認知功能比較好的生病或過世了，問題就浮現出來。

　　在失智症門診，常有錯愕的家屬，覺得老人家怎麼突然就得了失智症？怎麼事先都沒有一點徵兆或跡象？可是實際上「失智症」不是突然得的。

「失智症」不是突然得的

　　失智症簡單來說，就是「生活功能有沒有因為認知功能下降而形成障礙，且持續的惡化。」所謂「認知功能」，包含：記憶力、執行力、決斷力、語言能力、專注力等等。當這些能力下降之後，自主的生活能力會變差。

　　隨著失智症惡化，會嚴重到可能包括像吃飯、穿衣服、上廁所⋯⋯都出了問題，這時候是照顧者開始要面對一個沉重負擔增加的點；隨著認知功能筆直下降，照顧的問題會慢慢的增加。

　　失智症患者的精神行為，在失智的每一個階段都可能出現。有人可能初期就會有很嚴重的症狀，也有可能在中、晚期才出現。所以精神行為常無法預測出現的階段與時間，只有在出現時再隨狀況處理。

照護資源的缺乏

　　全台灣失智人口大概多少？保守估計大約有 15 萬人，但是照護資源明顯的不足。舉日托中心為例，只要在家獨力照顧的家庭，如果家人還要上班，大多需要日托中心提供日間照護。目前台北市與台中市有較多失智的日托，其他縣市就很少。台北市有 12 所，台中市有 11 所，全台灣其他縣市平均只有一到兩所。

　　以資源最豐富的台北市來說，一間日托中心可以照顧多少位失智病患？一般來講大約介於 30–50 人之間，

全台北市 12 間也不過只能服務 400–600 人，依台北市目
前約一萬五千位的失智患者來推估，常常是一位難求，
相對的在其他的縣市就更難得到服務了。

　　總量不足，那就更無法要求照護品質的部分，失智
病患的照護品質，是需要多樣專業共同協助才能有所提
升，除了生活基礎的照護之外，還需要有維持認知功能
的訓練。

　　完善的失智照護，是除了基本照護之外，
還要提供「物理與職能」治療，依照各人狀況
提供所需的協助，並盡量維持病人剩餘的生活功能，
增進他的自尊與照護品質。

　　物理治療，可以維持病患的體能與活動能力；職能
治療，可以維持病患的自我照護能力，並提供音樂、園
藝、藝術、懷舊等治療，來增進病患的成就感，並減少
異常行為的發生。這些比較完整的失智照護內容，並非
一般老人照護機構所能提供的。

　　國內許多醫學中心有開立記憶門診，甚至有失智聯合門診的制度，採預約制的整合門診。如果病人家屬有任何照護問題，會由職能治療師、護理師搭配著醫師，給病人家屬約 30 分鐘的時間，進行一個比較完整的解釋，這對於不知道該怎樣照顧病患的家屬，真的幫助很大。但目前並非每個縣市都有，而且後續的社會支持系統也都不盡相同。

　　失智照護的專業人員可以給你很多「衛教」，就好比「師父領進門」，之後呢？當然「修行就在個人」了。很多時候家屬一開始可以理解這些照護的原理，但一回到家裡，實際面對病人的時候，其實很容易就回到原來相處的模式與狀態。專家只能告訴你說：「你們可以這樣照顧喔，有些這樣的社會資源，你可以試試。」但實際面是有很多的挑戰需要一一克服的。

　　知道這些照護的原則之後，家屬是會變得高興？還是變得更痛苦？家屬知道怎樣做叫高品質的理想照護狀況，如果沒有照護細節的教導與持續的追蹤，這個高品質的觀念可能讓家屬充滿了無力感。

　　所以「高品質」常常會演變成「高壓力」，一個看似完美的照顧模式，可是家屬這麼照做之後，可能工作也沒了、生活秩序大亂、也都不用休息與睡覺了，除非他有足夠的經濟能力，請人分擔代勞。

　　如何跟現實生活做考量配套？

　　這需要社會福利跟整體環境的配合，在整個大環境還沒達到這個程度，專業人員向失智症病患家屬，介紹這些比較好的照顧模式，如果沒有考慮到這個家庭的現實狀況，有時只是多讓這個家庭陷入更無助的哀怨之中。

　　若是要給失智病人家庭適合的照顧建議，現實生活狀況必須被考慮進去，而不是說，國外目前的什麼最好的照護方式，照單接收、照單轉播，那是沒有辦法的，對多數一般家庭是於事無補的。

　　如果，失智症病患家庭的經濟能力，就是一般小康度日，有人還建議說：「可以去申請個外傭看護，你們就可以有效的改善彼此的生活空間與品質。」可是他們連生活收支都在低空掠過，怎麼有辦法負擔這樣的支出？聽在家屬耳裡，簡直是風涼話。所以針對每個家庭提供最

適當的照護建議，依照個別病患的功能狀態，提供協助
是很重要的一件事。

失智跟老化，真的有很大差別

　　「失智」跟「老化」，大家爲什麼會覺得差不多？這
個問題跟教育水準無關，即使高教育水準的人，有時候
也無法分辨兩者的差異，這與不正確的老化觀念有關。

　　所謂的老化，指的是緩慢身體功能的衰退，並不會
造成明顯生活功能的缺損；但是失智會造成生活功能的
缺損，且功能的退化速度快於一般老化的速度。但是智
能退化就一定會造成生活功能的缺損嗎？這還要看環境
需求因素。

　　老人家年紀越大，比較不喜歡出門，不出門就在家
裡悠悠哉哉、看看書報電視，這需要高等的智力嗎？不
需要。所以這樣的病人，通常都是等到在家連上廁所、
吃飯、穿衣、洗澡、使用家電……最簡單的生活功能都
喪失了，家人才驚覺：「怎麼突然退化成這樣？」

　　一個失智前期的病患，如果有固定在上班、處理複

雜的業務，很快就會被發現出了問題，因為工作這件事，
在智能上的需求比較大。以生活在大台北地區的老人來
說，就比較容易被提早發現。為什麼？因為整個環境充
斥著複雜的規範、規定與設施；也許有一天，他可能會
發現自己忽然不會坐公車、或不知道怎麼轉乘捷運等大
眾交通工具，他自己很快會有所警覺。

　　相對的，如果是生活在單純的鄉村環境，因為病患
在鄉下住了大半輩子，五、六十年，甚至一出生就住在
那裡，環境、鄰居都很熟悉，所以即使到達中度失智，
可能也不會被家人或鄰居發現，可能要退化到不能夠自
我照顧、出門會走失、大小便失禁，他們才會被發現失
智了。

　　失智病人，當他一開始自覺到有些不對
勁了，會推託一個原因掩飾：「這個我不做了。」
或是「這個我不想要了。」
　　失智的病人很特別，他不想去做的事，他都會搜尋
一個記憶中合情合理的理由給你，讓人信以為真。

　　例如說：當他發現，即便就在家附近，怎麼不會認路了？即便是在商店簡單買個東西，也不會算錢了，他就會跟家人說：「我年紀這麼大了，為什麼還要我辛苦出門買東西？我不要再做這種事了。」

　　或者是當她發現，沒辦法分辨鹽呀、糖呀、味精等，或怎麼去清洗、烹調食材步驟時，她會說：「我年紀都這麼大了，還要煮飯燒菜，我不煮了，你們要煮給我吃。」

　　在不知實情真相的家人看來，父母好像變成很「老大人」了，把事情交代給其他家人代勞，可是實際上，他們是連採買、烹飪這些日常生活功能，都逐漸在忘記中了。

　　本來是一個廚藝很厲害的媽媽，煮飯對她來講，就算到她八十歲，應該也沒什麼問題。可是當她開始有這些功能障礙時，她搞不清楚：「這是什麼菜？」她不懂「要怎麼煮？」她突然不知道做菜流程的時候，為了怕被其他人發現，就會把這個工作找個理由，丟給別人去做。

　　她會從本來很喜歡去菜市場買菜，回來自己煮飯；然後有一陣子，開始不喜歡上市場，會跟家人說：「我從

今以後再也不要去買菜了，因為菜市場的誰誰誰對我很過分。」菜市場裡本來是非就多，這些事情都常在發生，家人不疑有他，既然妳不想去，那以後就換人去買菜。

過了一年左右，發現怎麼老人家失智了？回過頭去想，會發現她當初就是因為買東西算錢、殺價這方面，讓她覺得有挫折感、力不從心了。可是她不見得願意坦白說出來，她自己其實也是會慌、會害怕的。

要不然失智病人會講：「我就是不想啊！」例如洗澡，他不會穿衣服、不會脫衣服，不知道肥皂要不要抹？或是洗髮精或沐浴乳分辨不出來，我們看起來理所當然的事情，他就是沒辦法做，衣服怎麼穿脫都有困難。他最後只好搪塞：「今天又沒有流汗，幹嘛要洗澡？」一天兩天，甚至一個禮拜、兩個禮拜，都不洗澡，造成家人的困擾。

這些都是跟病人的智能退化有關係，可是家人會覺得：「老人家嘛，就是脾氣拗啊，平常看他跟人講話都很正常，應該是沒問題。老人家就是愛耍一下權威嘛，就算了別跟他計較。」

　　往往等到他連大小便失禁、脫序行為越來越多時，才驚覺：「怎麼突然變這樣？」然後門診醫師追問起來，早在 3–5 年前，失智病人的個性、行為都已在不知不覺中改變了。

享清福，
可能很快就失智

人老了，不是不能學習！

老人家的心靈，其實還是可以再進步的，他們用腦的時候，會比較全面與專注，加上它們過去的經驗跟知識，一樣可以做得很傑出優異，很多知名大公司高齡的 CEO 不都是如此？

認知功能的運作方式，都要先從記憶開始，先記憶資料，了解資料內容，之後才能夠應用以達到分析、評估跟創造等等功能。所以只要讓人學習一樣新的東西，便需要去記新的資料、了解它們、去應用這些東西，接著經過分析、評估、再創造出新的認知，這樣的方式，就是一個很好的學習步驟。

學習是不該被限制在年輕人的，所以才會說要「活

到老學到老」。在學習的過程中，自然可以讓腦部功能繼續被活化。這樣的學習並不局限在正式的課程，只要能夠持續保持學習新事物的想法與動力，就是一個很好的自我訓練，就像老人家如果愛唱歌，記歌詞、曲調、節拍都是好的訓練方式。

智能腦力的訓練，沒有想像中那麼制式

　　如果這個興趣是本來就做得很順手的，就訓練方面的幫助就少一點；站在醫師立場，會建議要學新的。維持原來的固然不錯，可是如果能挑戰不同的詞曲、不同風格的歌謠，而不是一直唱那兩三首，甚至是換個語言，學學外國歌，比方有些老人家喜歡唱日語歌……這樣變換對頭腦的訓練，會遠大過於每天都唱那熟悉的兩三首拿手歌要強得多。包括樂器、繪畫、園藝之類都一樣，只要是新的東西，學習新知對老人家來講，只要他願意的話，其實生活中俯拾皆是。

　　智能腦力的訓練，真的沒有想像中那麼制式，可以去公園打太極拳，可以去跟年輕人騎腳踏車，換不一樣

的路線騎，重點是要能夠主動去參與。在主動參與的過程中，就會去做一些資料搜尋，並且需要去規劃跟執行。

比方要上網去搜尋，便要先了解「網路」是怎麼回事？該怎樣上網？使用電腦？了解這些資訊之後，還要懂得文書處理軟體並把它存檔，然後要列印，這整個過程都是一種學習。如果只是聽人家說：「我們明天就去騎某一條路線，我帶你到那裡，你就跟著我騎就好。」這種不必思考的跟隨，就比較沒有訓練到頭腦。

「只要跟隨」的活動，對於腦力的幫助性就會降低很多，好比旅遊一樣，跟團跟自助，哪一個對老人家的幫助比較大？一定是你自己去做這件事情，自己規劃這件事情，幫助會比較大，成就感也比較高。一開始可以選擇能力範圍內的鄰近城鎮開始，比較容易成功，先累積小小的成就感。

「讓老人家多動腦去做些事情！」這種講法，顛覆傳統的照顧老人家模式，傳統是人老了，就是要被家人保護照顧、好好的侍奉。

可是照這個新觀念：「老人家還是要讓他適度的，靠他自己的能力處理一些事情。」是很不一樣的，這無關孝順與否，而是在幫忙他不要退化的太快。

以現在的生活形態來說，所謂的「老來要享清福」，不見得就是享清福，因為太享清福，什麼都由人家代勞，自己都不動腦、動手去做，不僅可能很快就失智，連身體都會跟著快速退化了。

即便是上了年紀的老奶奶，只要她能夠走，還是可以讓她自己上街去購物、買菜，甚至讓她自己下廚，都是很 OK 的。以傳統來講，老人家的好命，可能包含三餐一定要端到她面前，什麼生活起居都幫她打點好。但是現在的好命，是要能自己獨立的做這些事情才叫「好命」。

畢竟頭腦跟手腳，就是你不用、就開始退化！功能一直變差，然後無法自己獨立生活，所以醫師常常會跟病人講：「你能做，你就要覺得很開心，因為這代表你頭腦、身體還能夠動。是有福的人，才能想做就做，自由

控制自己的身體。」

以現代的觀點來說，並不是說完全不做某件事情，就是有福氣。當你完全不做這件事情，也許是代表你做這事情的功能喪失，像有些老人家，失智初期的症狀，就是從不做這些日常生活的瑣事開始。

有沒有什麼醫療方式，可以反轉

通常失智病人都已是高齡老人，失智症並不是只有記性不好，或是精神行為出問題，還會合併其他疾病，有疾病治療及復健的需求。老年人的失智是以「阿茲海默氏症」佔絕大多數，常具有多種危險因子。

一個失智病人，因為常有各種慢性疾病纏身，他的就醫看診、藥物使用等與醫療相關的事項，對家屬來說，都是得戰戰兢兢，幾乎要有專人專職盯著，把服藥的出錯降到最低。

我們現在臨床上看到非常多的家庭，父母都是失智症患者，這些家屬本身除了照顧的負擔外，自己心裡也會擔心，自己是否也會得病？

失智症跟家族遺傳有關係嗎？

有少部分是，約只佔所有失智病患的 1%，所以大多
數的失智症患者不是跟單純遺傳有關。90% 的失智都是
發生在 65 歲以上，而且約 60% 是「阿茲海默氏症」，第
二名常見的是「血管性失智症」。

大多數的失智，是先天加後天

單純遺傳造成的失智病患，大約佔所有失智病患的
1%，所以大多數的失智，並非單純的遺傳問題。有研究
指出，家族裡面有失智病患的家庭，子女罹患失智的比
例會比較高，但這個部分尚未發現遺傳的因素，可能跟
生活習慣或是飲食習慣有關。而後天的因素，目前知道
跟血管相關疾病有關。人的大腦是一個血流量很豐富的
地方，當你具有血管相關的危險因子，例如：高血壓、
糖尿病、高血脂等等疾病，除了影響心臟血管之外，腦
血管也會受到影響，所以也會造成腦部慢性的損傷。

大家熟知的中風，是血管在極短時間內阻塞、快速
造成腦部某區域傷害。但是有更多的人，是處於長期慢
性腦部缺氧而不自知，雖然沒有中風，可是整體的腦部

循環不好，造成腦組織的損傷，導致腦部的功能下降。

教育程度越高、生活的型態越多元與活潑，一天到晚都在動腦的人，失智後出現失能的時間比較晚。常用腦的朋友，因為它的功能基準比較高，大腦會自動因應變化，所以退化速度比較慢。

一般講失智症的相關因子包括有教育程度與工作型態兩個重要因素，教育程度與工作型態，其實某個程度上與腦部開發的程度有關。舉例來說，如果平常頭腦功能就只有60分，在失智的過程，可能很快就退到30分。如果一個腦力開發到90分的人，即使他的功能退化了30分，他依舊仍保有60分的能力可以應對一般生活。

門診會遇到這樣的民眾，自覺記憶大不如前，可是使用認知功能評估工具來測量時，他的認知功能在標準之上，屬於正常範圍。但是記憶力大不如前，還是會造成生活上的困擾，這些朋友通常對自己要求較高，生活

環境面臨的事情也比較複雜，記憶力大不如前，雖然尚未達到失智的診斷，但是他必須先進行健康促進，心腦血管的保養，首當其衝。

高齡人口在全球是數一數二的日本，對失智症的防治，是先在社區間大規模篩檢，找出高危險的民眾。以大家較熟知的篩選糖尿病為例，會篩選出三種人，在健康對策上的做法會不同：

● 已經是糖尿病的，須要治療。
● 是糖尿病的高危險群，要為「預防發病」，積極的「調整生活方式」。
● 完全健康的人，減少危險行為並保持健康生活形態。

可是在失智症，日本研究失智症發現，無論是高危險群或一般健康民眾，都建議必須有一套、所有人都能夠普遍執行的做法。比方說，運動對於失智症的發病，具有延緩的效用，他們就普遍的推廣運動，以達到「健康促進」的目的。日本人了解失智症會讓國家付出龐大的醫療與社會資源，所以積極在國內推行所有能改善的方式與政策。

應該要用盡所有的手段，去預防失智症的發生

　　失智症是一種病症群，所以我們照顧的不會是一個病，我們照顧的會是一個失智的病人。失智症病患的問題，不會只有一個，其中包含了認知功能缺損、生活功能缺損、其他慢性或急性疾病共同作用、社會環境的影響、照顧者的影響等方面。除了多面向之外，每個面向也是一個連續的狀態，所以在疾病的預防方面，即使是健康與年輕的民眾，也應該要盡量調整自己的生活型態達到預防失智的目的。

　　現在台灣對於失智病患的照護，較偏重於「發病之後」的照顧。如何預防走失、如何減少家人負擔、如何讓家屬能得以喘息……

　　可是我們對於疾病早期的預防與偵測，卻做得太少，不去阻止或延緩發病，對於發病之後的病人和家屬，喪失認知功能的生活照護，是非常超出想像的辛苦。

　　先處理嚴重的病患，這在「醫療就是治療疾病」的

思維體系下，雖然可以理解，可是換個角度，預防在費用的支出上是比較少的，在預防失智的過程中，同時也可以預防其他心腦血管疾病的發生，可謂一舉數得。

預防失智，
從心血管健康著手

　　心血管疾病防治，對於失智症的預防非常有效，這個是非常、非常明確的！失智其實跟一些心血管疾病是相關的，心血管的疾病現在像高血壓、糖尿病、高血脂一樣，發病年齡都在往下降。可以想見失智症的年齡，有可能也會隨之往下降。

　　心腦血管疾病與失智的關係，跟腦部的小中風有關。腦部有一些慢性的動脈硬化，造成腦部某些局部小血管阻塞，因為細胞壞死了，血管阻塞，腦部的功能就會慢慢的下降、減低，最後就造成失智。

　　即便沒有中風，若一個人整體的血液循環不良，雖然血管沒有阻塞，但是仍會造成慢性的腦部缺氧，長期下來可以在腦部電腦斷層、或核磁共振影像發現相對應

的損傷，這樣的影像醫學發現，目前證實跟認知功能的缺損是有關係。所以如何改善我們腦部的血流量，這裡面有很關鍵的地方，在於「如何維持腦部的血流量」。

如何去改善腦部的血流量

比如說在控制心血管疾病時，中年時期都會希望把血壓降得低一些，好處當然是爲了預防心血管疾病或是中風的發生。可是倒過來講，腦部的血流量會受到血壓降低的影響，血壓低的時候，血液打到腦部的量，對正常腦部血管的年輕人來講，不至於有太大影響；但如果年紀大了，腦血管硬化，相對應的低血壓，就會造成慢性腦部灌流不足，造成腦部的損傷。

所以「維持腦部灌流」或「盡量壓低血壓」哪一個危害性大？就必須去好好衡量。現在有越來越多的研究，顯示尤其是七八十歲以上的老年人，血壓其實是要高一點比較好。

從生命歷程來看的話，在 40 歲的時候收縮血壓是一定要控制在 140mmHg 以下，最好是 130mmHg 以下。

40 歲到 80 歲有四十年，中間如果血壓控制沒有到達標準 140mmHg 以下的話，很可能在 60 歲、70 歲的時候已經中風、心肌梗塞、心臟衰竭、或腎臟病。所以預防保健的標準跟策略，本來就是該在「不同的年齡階段」跟健康狀態要做調整，不能同一套標準用到底。

40 歲的人去做血壓、血糖這些管控是對的，因為可以讓他的血管在最少程度的硬化下，一直用到 80 歲。但是到了 80 歲，可能要去想：到了 80 歲之後，非常接近生命終點了，越接近這個數字，很多先前預防保健的策略，不見得在這個年紀會發生效果。因為已經很接近生命的末期，生命末期什麼東西會帶走人的生命？有時候是一個感染、肺炎、敗血症就可能讓人死亡。

包括醫生，包括醫療體系，不能就是一套標準用到

底，以前老人家沒有這麼多，尤其 80 歲以上的人沒有那麼多的時候，過去研究的結果，可能適用於絕大多數的病患。可是隨著現在平均餘命越來越延長的時候，會遇到很多病人，是過去文獻上面沒有報導過的。

這既然是大家陌生的，當然在沒有一個準則情況之下，以前怎麼做現在還怎麼做，40 歲時怎麼做，80 歲就依樣畫葫蘆。像 80 歲以上的人，血壓控制在 150mmHg，是 2008 年才在國際上發表的大規模研究。

高血壓一個這麼有歷史的病，大家談高血壓治療已經談到無以復加，可是到 2008 年才出來一篇比較有公信力的論文報告說：80 歲以上的人，血壓要用 150mmHg 做標準，不是說不要治療，而是控制標準要改。

比如膽固醇也是，很多人看膽固醇高，確實有很多風險，可是倒過來說，很多做長壽研究的人發現 80 歲以上的人決定會不會因疾病造成死亡時，膽固醇越高，反而越不會死，因為膽固醇反應的是一個身體的營養狀態。

當老人生病到很末期的時候，常常讓人死亡的原因是很難想像的，可能是心臟病、感染、可能是癌症，只

要發生任何一個急性的疾病，常常是考驗身體的整個狀態，能不能去因應？有沒有足夠體力抵抗疾病的挑戰？

很多研究證實：「活到 80 歲以上，膽固醇高的老人死亡率低！」是因為如果膽固醇一輩子都是高的，該發病的，應該在之前就發病了，活到 80 歲以後都還沒有，這類型的病人是相對風險比較低的。

有時候為了控制膽固醇，飲食上極度的限制，反而讓老人家變成營養不良。舉例來說，當老人家感染肺炎時，便會因為營養不良，身體沒有抵抗疾病的力量，而導致死亡。這也是為什麼會有這樣主張的原因，以高齡人口來講，其實膽固醇高，死亡率反而低。

為什麼要用生命歷程的進行，來切入討論這個話題，因為每一個人在不同的年齡層，會有不同的健康挑戰，跟他可能面臨的結果，不能用同一套標準一路用到底，那是說不通的。所以必須要依照不同的人生階段、不同的年齡、去給予一個不同的照護策略。

以 2008 年的文獻來看，如果 80 歲以上的老人家，平均維持收縮血壓在 150mmHg 就可以了，跟現在一般

大家說 140mmHg 是高血壓，然後希望最健康是 120–130mmHg，其實這已經是一個很明顯的差距。

以前觀念會認為心血管疾病隨著年紀越大，動脈越來越硬化，應該要控制得更加嚴格。可是這些年的研究都告訴我們，針對 80 歲以上這群人來講，「最健康收縮血壓是 120-130mmHg」的理論，不被支持了。

把血壓維持在這麼低，老人的死亡率是高的，那到底七八十歲人的血壓該維持在多少？很多老年人血壓降低之後，腦部的血流不足，整天頭暈，昏昏沉沉沒精神，長期可能會對腦部造成危害。

這也點出了一個問題，失智對於一個人的影響是多重面向，不是用單一科別或單一疾病來看，是該用一個人在生命過程當中會遭遇的問題，應該用什麼方式去處理？而不只是當一個疾病來對待。

開這些藥，
是為了讓家屬好照顧

　　失智症的病人在吃些什麼藥？攤開來看，並沒有開立失智症治療藥物，可是控制精神症狀的藥吃了一堆、心血管疾病的藥吃了一堆、促進腦循環的藥吃了一堆……這些藥有沒有明確的療效？

　　有些藥物的開立，是為了讓病人的行為，能夠好照顧些。如果我們可以對病人在退化過程當中所產生的問題，多一點了解，多一些認識，是可以免除很多藥物的需求。

　　很多醫師開這些藥，是為了讓家屬好照顧，並不是病人因此而變好；如果照顧的家屬對於失智症狀與進展的過程是清楚的，其實病人的症狀並不見得都需要用藥物來處理。非常多的研究指證：失智症的病人，如果長

期服用這些精神藥物，他的死亡率會變高！

關於「精神病的藥物」

　　對於照顧者來說，常覺得病人如果不吃精神藥物，會吵、會亂！可是會吵、會亂是某部分是凸顯出照顧上的問題，如果因此吃了這些精神病的藥物而加速死亡，哪一個結果比較好？這是必須要去審慎思考的。

　　美國對於失智症患者，醫師要開立這些精神藥物，是有很嚴格的限制──要確定是失智，而且這些精神行為問題會有自傷或是傷人的傾向，才可以使用，並不是只單純為了要讓病人不要吵、不要亂而開立。

　　有些失智症患者，會產生很多幻覺，常常講過世的親人來看他、或者他看到一個陌生人常出現他身邊，或者他有被害妄想，覺得有人要害他，在食物裡下毒。照顧者如果多加理解一下失智的病程與病症，便不會在遇到時覺得那麼惶恐。

　　比如說，病人看到過世的親人來看他，有時或許是作夢夢到的、或是他自己的想像，但他的問題就在於他

沒有辦法區分過去？現在？夢境？還是想像？他會把所有腦子裡面，的各種資訊混雜，合而爲一，時間與空間的觀念都錯亂。

如果照顧的人，理解這個部分只是幻覺，只要不會造成病人與照顧者的傷害，也不必爲此感到害怕，這是不需要特別去處理的。如果服用了精神病用藥，會讓病患反應變得遲鈍，對照顧者來講，只是減少了病人講胡話的機會，長遠來講，死亡率是增加的。

絕大多數失智症的幻覺，不是那種可怕、或者是會困擾生活的，不是一定刻意要去處理，所以現在非常提倡用「非藥物治療模式」去改善失智症的各種相關症狀。

比方說有人進行懷舊治療、園藝治療、音樂治療，或美術治療等等。以懷舊治療來講，讓病人處在一個他過去熟悉的環境，情緒會比較安穩，行爲也比較穩定。而病人也可以藉由這樣的方式被刺激出過去的記憶，可能會增加活動、增加說話的內容，情緒也可能比較喜悅。

園藝治療也有類似的穩定效果，病人行爲能力雖然在退化，以園藝治療來說，病人之前若有從事過農事耕

作，或喜歡蒔花弄草，讓他回到以前的情境、去做他以前習慣的事，他也是會很安定，很專心的去做這些事情。

　　此外，有一些居家配置、家具的擺設，也可以減少行為問題，比如：失智症的患者居處要盡量減少鏡子，有鏡子要能夠隨時遮起來，因為病患常認不得鏡子裡面的人是誰。有時候你跟他一起坐電梯，現在電梯大多是三面都有鏡子，明明就兩個人，他會問：「另外那個人是誰？」照顧者聽起來會覺得很可怕，其實他講的那些人是誰？是鏡中的自己，只是他認不得了。

　　可是這些「非藥物的行為治療」，在台灣還不普遍，只有某些失智照護單位有提供這樣的服務，但還是太少，而且價格也不便宜。因為沒有足夠的資源可協助照顧者，使用藥物來控制與處理就變成替代的方式，開藥、領藥、吃藥，就變成行為問題的常用處理方式。

　　假如今天照顧起來最困難、最困擾的是失智者精神行為症狀，其實有很多方式可以去處理，有很多治療可以做。但往往心力交瘁的家屬會提出：「讓病人安靜就好」的要求，這也造成醫師的困擾：「到底要治療的是病人？

還是家屬？」

到底是在為誰好？是病人？還是家屬

在討論社會福利資源、病人症狀……還要去思考的是，我們到底是在為誰好？我們的治療目標是誰？是病人？還是照顧者？各有不同的切入點跟需求，其實兩者都是需要被照顧的。

現在絕大多數的家庭照顧者都是女性，很多是配偶，如果一旦有一個失智，另外那一個人的照顧負擔便非常的重，更何況如果家中老父母兩個都先後失智的話，照顧的家屬會非常艱困難熬，一家同時有兩位失智老人，這幾年看下來，臨床上並不在少數。

有一段時間，家屬們會自己調配安排，尤其是住得比較近、或是單身的兒女，即便要上班工作，還是得一個人扛起全部的照顧責任。門診遇過很多家屬是只有自己一個人，為了照顧失智父母就辦退休，全心照顧兩老，結果自己都快要崩潰了。

有一位這樣的女兒，差不多五十多歲，父母七八十

歲，雖然父母全都失智，但是兩個病症不同，父親是屬於比較不愛動、不講話、不吃不喝，他的照顧比較單純，但是他慢性病比較多。媽媽也是失智，但是媽媽是行為症狀比較多，整天吵，想要往外跑，只要沒有人陪在身邊就感到恐慌，哭鬧；以至於沒有一個外勞待得下來。

對這樣的家庭來講，請外勞也解決不了問題。送去安養機構女兒又捨不得，尤其看見媽媽只要沒看到他們父女，恐慌沒安全感的樣子，就捨不得送去安養。

她一個人在那邊煎熬，幾年下來，錢也開始捉襟見肘，外勞幾乎是做沒多久就跑，申請一個就跑一個。她覺得申請外勞這件事情，對她是一種折磨，申請來了，做不下去逃跑了，政府就要懲罰她。

她曾無助的在門診崩潰：「常常都在想，父母什麼時候會走？如果萬一是自己先走，父母怎麼辦？」大家很難過，真不知怎麼幫忙。其實她是很孝順的人，父母哪裡不舒服，會趕快送來醫院，可是她也很清楚明講：「如果父母真的不好了，也不要再急救。」但是在臨終需要急救之前，還有很多的狀況一再發生，讓她疲於奔命，就

會覺得政府對「失智症」病患及家庭，都沒有實質的照顧資源，可以幫忙分擔照護沉重的負擔。

　這樣孤立無援的家庭其實很多；當然也有一些家庭的支持很好，經濟沒有後顧之憂，可以有專人 24 小時照顧陪伴，但真的是少數、極少數。這些年越來越多是父母都失智的，絕大多數都是女兒在照顧，都很辛苦，都很「慘」！找不到協助的資源。

　失智的病人，有非常多細節需要照顧，他可能不睡覺、不吃喝、會亂跑，可能有不自知的危險行為等等，所以有很多的時候要有人在身邊看管。如果目前要由家屬做為主要照顧者，社區就要有一個很好的支持系統，失智病人的照顧，沒有辦法單靠一個誰，就可以獨自承擔下來的。

　在門診，醫生常常遇到的困擾是，到底要治療病人還是治療家屬？比如失智症的患者，有時候他晝夜作息顛倒，白天睡覺晚上不睡，或者有時候連續吵兩三天不睡，接下去他可以連續睡個一兩天，整個生活秩序混亂，病人在自己的模式中生活，但是照顧者沒有辦法跟著病

人的步調去生活。

　　這時候，常需要利用非藥物的手段來調整病患的生活起居，例如照光治療、避免白天小睡、增加白天活動等等，將睡眠的狀況做調整，避免日夜顛倒。但這些都需要花費很多的心力，照顧者在家裡做基礎的照顧都沒有時間了，常常無法有多餘的心力來做好這些事。所以開藥、領藥、吃藥的模式又會再度出現。

　　當失智症患者的症狀，嚴重到無法在家照顧的程度時，我們會主動勸家屬：「要不要想一想，送到專業的單位去照顧？因為已經不是壓不壓力的問題，而是什麼樣的生活品質，會對病人和家屬都好？」

「團體家屋」的照顧形式

　　北歐跟日本衍生出「團體家屋」的照顧形式，就是整個社區當中，有一群老人，每個人有各種不同形式的失能或失智，讓他們一起生活。

　　每一個人住在不同的房間，採團體居住的方式；每天有社工或是照護者會來看顧，基本上這些老人可以互

相支持跟完成生活上的需求。這個部分可以減少很多家庭的照護負擔,而且一群老人談的事情,會很有共鳴,照顧的成果非常好。

當老年人口越來越多,每個社區都可能面臨老人失能或失智照護等問題,所以必須是社區整個動起來,支持有失智病患的家庭,如此才有辦法、有能力做起「團體家屋」。失智症的衝擊,比我們想像還要大、還要全面性,影響的不是只有一個家庭,會影響整個社區,所以解決方法也必須要從社區來著手,而不是傳統的生病看醫生、給診斷、開個藥,就可以解決的。

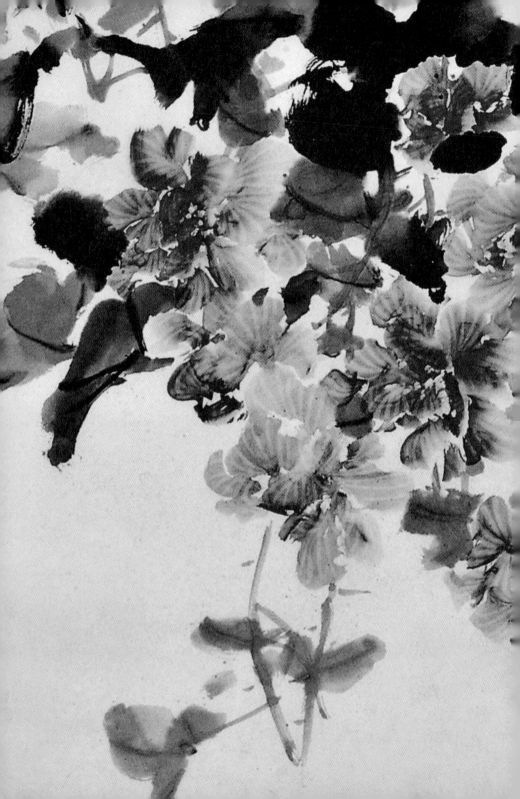

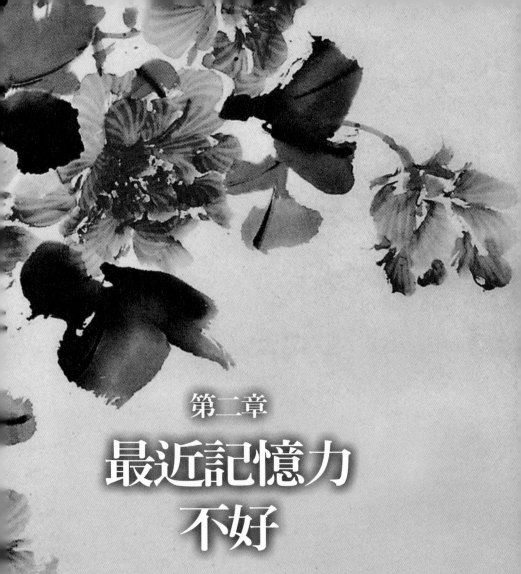

第二章

最近記憶力
不好

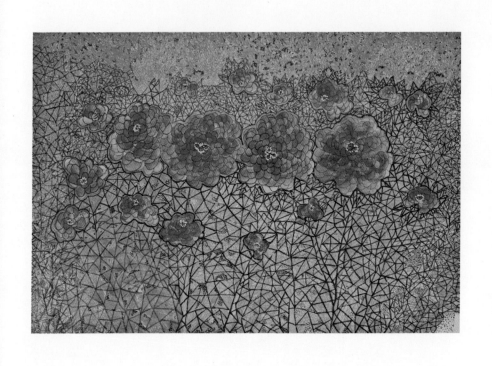

細看，請別覺得「怪」，
我開始困惑於一個不可預知的失落中……

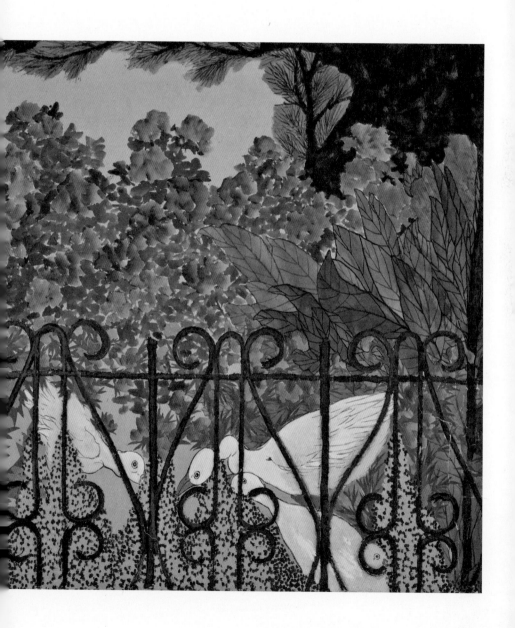

我失智了嗎

　　在門診常會遇到老人家說：「最近頭腦不好，容易忘東忘西的。」其實老人覺得自己記憶力不佳，是很常見的一件事，但是記憶力不好就是失智嗎？有時候可能會有其他的問題。

多重藥物的副作用

　　老年人常會有多種的慢性疾病，例如高血壓、糖尿病、心臟病、腎臟病、貧血、關節炎、失眠等等，常會使用多種藥物控制。藥物的使用常有相關的副作用，常會影響到一個人的精神狀況，輕微的就是感到頭暈與記憶不好，嚴重的時候會意識改變甚至昏迷。

　　例如利尿劑的使用，會導致身體內部鈉、鉀等電解

質不均衡與脫水的狀況；如果發生低血鈉的情況時，腦
部的運作功能就會受到干擾，記憶當然也會受到影響。
另一方面，脫水是老年人常見的問題，可能跟天氣與食
慾有關，也可能跟藥物的不當使用有關，當發生脫水得
時候，老年人的全身循環不佳，亦可能導致身體功能的
缺損，影響到腦部就會有精神不佳、記憶不好的狀況。

　　感冒藥中常會有的抑制流鼻水配方、某些腸胃用藥、
抗精神藥物、助眠藥物、抗焦慮劑等等，都有可
能產生藥物副作用而影響到腦部的功能。

　　老年人的用藥，最好是可以盡量精簡，尤
其失智病患，他們難以表達自己的症狀，更需要
留意藥物的使用。須隨時因為症狀的改變作調整，盡量
減少使用藥物的品項，以減少藥物的作用與副作用。

憂鬱

　　情緒低落，並不是有壓力年輕人的專利，老年人也
可能會產生憂鬱。

　　國外研究指出，一般社區的老人家，有 8% 到 16%
的比例會有憂鬱的傾向，到門診就醫的老人稍高，約爲
10%，住院的老人更高，達到 25%。

　　憂鬱常會導致食慾不振、情緒低落、注意力不集中
等等，有時候會有記憶不佳的狀況發生。老年人導致憂
鬱的原因與身體慢性疾病、精神疾病、社會經濟壓力等
有關，因爲造成的原因很多，老年人常常又不擅於表達，
所以常會導致憂鬱的症狀被忽略，有時就會用記憶不好
當作表現的症狀，尤其是在專注力與短期記憶的部分，
長期記憶影響不大。

　　當老年人發現自己的記憶不好的時候，最好是到醫
院尋求專業醫師的建議，讓醫師幫忙檢查目前服用的藥
物與情緒方面的狀況，協助評估身體功能，並提供適當
建議。如果是藥物或是憂鬱引起的記憶不好，大多數都
可以藉由藥物的調整與開立，達到明顯的改善，所以接
受評估是很重要的。

老人都這樣嗎

　　一般人常常會覺得老了就應該體力不好、記憶不好、
理解力不好、不愛出門、心情低落、個性孤僻等等，有
時候我們對老人的一些自以為正確的觀念，可能會讓我
們親愛的長者延誤就醫的時間。

　　最近的研究指出，老年人抱怨自己的記憶力不好，
跟未來的失智有關係。有一臨床研究將病患分成三組，
這些病患都追蹤了三年半，分析他們的腦部核磁共振造
影、與認知功能，結果如下：

● 一組是「正常的老人」。

　沒有任何一個人變成失智症，腦部的結構也沒有明顯的
　改變。

● 一組是自己覺得記憶不好，但是經過詳細檢查「確定沒

有認知功能缺損的老人。」

發現他們之中，有 13% 的人變成失智症，即使沒有失智症的人，腦部的掃描，也發現跟記憶有關的「海馬迴」有明顯的萎縮。

● 一組是自己覺得記憶力不好，檢查的時候「有認知功能的缺損。」

他們之中，有將近 50% 的人都失智了。

所以當老人家開始覺得自己記憶不好的時候，家人千萬不要輕忽這個警訊，應該要到醫院接受評估，有時可能與使用的藥物副作用或是憂鬱情緒有關，這些都是可以即早治療與控制的因子。

即使是失智的前期，也可以藉由生活習慣調整與危險因子控制，而減緩發病的速度。目前失智雖然發生了之後並無法治療，但我們仍可以藉由努力，讓這些老年人的腦部功能維持的更好。就如同我們會抽血檢查腎臟功能一般，腦部的功能也需要定期的評估，早期發現，早期提供治療與預防建議，減緩退化，讓老人家可以維持自己生活自理，維持行動自主的尊嚴。

失智前期狀況，
生活功能正常

　　一個人是否有失智症，很重要的是「有沒有影響到日常生活功能」，如果有生活功能上的影響，可能就有失智症。有一群人，他們生活功能沒有受到影響，但是感覺自己記憶不好，同一時間要處理或判斷很多事情也有困難，這就有可能是「輕度知能障礙」。

　　會被定成「輕度知能障礙」很重要的一點，就是生活功能基本上沒有缺損，不會有精神或行為症狀異常，也不需要藥物治療。但是之後變成失智的比例會提高，所以需要採取預防措施。

　　目前有許多的預防措施可以進行，例如：維持規律

的運動、保持良好的人際互動、減少糖分與鹽分的攝取等等，這都可以有效的預防失智發生。如果老人家的整體功能較好，會希望他能做一些較新、且具有挑戰性事物，但是重點是要他自己有這個意願，如果是強迫的話，效果就打折扣了。

　　一般來說，大約 40 歲到 50 歲之間，大多數的人會感到稍微記憶力變差。大概這歲數時，會感覺好像跟年輕時候有明顯的落差，可是這樣的狀態，會維持穩定滿久一段時間，不會持續的功能退化。但失智不一樣，失智大多是在 65 歲以後發生，如果沒有接受治療，每年將會以「穩定的速度」，持續認知功能快速的下降。

　　有時候會看到某些人，退休前身體狀況還不錯，退休後身體就出很多毛病，甚至變成失智症。有人提出一個觀念，就是退休後什麼都不做，所以才退化的快。其實不見得是退休後生活比較單調簡單，就一定會容易智能退化。有時候其實是因為已經罹患了輕度智能障礙，所以腦部功能下降，工作上出了很多的問題，只好退休。因為退休後回到簡單的生活環境，又可以處理日常

生活中的大小事務，看起來似乎一切都沒問題，但是幾年後失智症狀明顯嚴重後，才被發現原來早有失智症了。

是因為退休造成失智？還是因為輕度智能障礙導致提早退休？因為沒有早期的評估報告，這兩者是很難區分的。病患很少會承認自己的工作能力有問題，常會用其他的理由來搪塞，以至於家人很難發現有失智初期的症狀。退休後，社會活動參與及互動減少，社交網絡縮小，更加重其腦部功能退化，導致整體功能缺損的狀況更加嚴重。

一般來說，區分「老化」跟「疾病」，可以用以下的方式來檢核：

如果是老化造成的「決定錯誤」，可能這一次做錯了，下一次就不會輕易再犯同樣錯誤。

可是如果是失智造成的，可能這一次錯了，下次還是錯，無法從錯誤中學習，每一次的決定都是錯誤的。換句話說，失智病人沒有辦法「從錯誤中學習」。

　　雖然「輕度知能障礙」不等同失智症，但之後變成失智症的機會是一般人的十倍以上。但並非所有的輕度知能障礙，都會變成失智症，有些人的智能狀況可以一直維持現況，沒有快速的惡化，並不會進展到輕度失智。

　　通常會在半年到一年之間，讓輕度知能障礙的病人，反覆做智能的評估、日常生活功能的評估，如果有明顯的智力降低，合併部分日常生活無法自理，就知道他是失智症患者。

　　現在的醫學，利用功能性磁振造影知道，低功能的老人在思考事情的時候，會使用跟年輕時使用相同區域附近的腦部，但需要的範圍變大，相對於高功能的老年人，會試著用雙側的腦部進行同樣的一件事，所以這樣的狀況下，腦部的應用效能較佳。人的腦部在年紀增長時，雖然功能上並不如年輕時候好，但是老人家可以隨著腦部運用狀況的調整，讓整體的功能表現更好。所以我們要多加的活用我們的腦部，邏輯、感性、計算、空間與藝術等，都需要一同訓練，培養左右腦並用的能力。

大腦回憶使用不同範圍

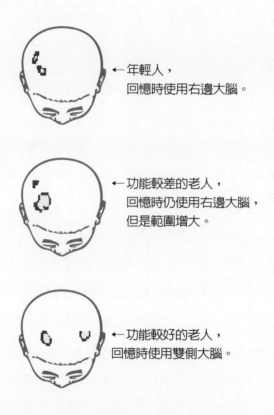

←年輕人，
回憶時使用右邊大腦。

←功能較差的老人，
回憶時仍使用右邊大腦，
但是範圍增大。

←功能較好的老人，
回憶時使用雙側大腦。

資料來源：Roberto Cabeza, NeuroImage 17, 1394–1402 (2002)

討論結果是什麼
關於「常忘東忘西」

　　一進門診，還來不及坐下，眼前的老先生忙開口：
「最近常常忘記事情，我兒子叫我一定要來看醫生。」

　　「今天您是怎麼來醫院的？」

　　「坐公車，我自己一個人坐公車到榮總。」

　　「應該還好。」門診醫師心想問題不大。

　　「最近我要籌備開一個我個人的畫展，因爲擔心自
己有失智的情況，所以想來看看醫師、幫我做個診斷。」
老先生低著頭，語氣很憂慮。

　　「平常您的日常生活，需要人家幫忙嗎？」

　　「不需要，我畫室的所有工作、坐捷運、換公車、
聯絡事情，我自己都還可以一手處理。只是有時候，會
忘記一些電話號碼、應該是很熟悉的電話號碼，還有明

明與人說好了的約會，會給忘得乾乾淨淨。」

　　「規劃開畫展的事情，您處理起來有問題嗎？」照理說開畫展對資深畫家來說，應該是很駕輕就熟的。

　　「沒有問題，只是，有些細部聯繫確認、瑣碎的雜事，常顧此失彼，覺得自己怎麼做起事來，丟三落四、糊里糊塗的。我年輕時是不會這樣的，尤其是才開完會一轉身，我竟然會忘記，最後的討論結果是什麼？」

　　經過認知檢查與症狀的綜合評估後，發現這位老先生目前並沒有記憶力缺損的問題，但從他對症狀的描述來看，忘記電話與約會，是他以前不曾發生的事情，所以他有感受到工作上變得有點挫折感，但還可以忍受。

　　根據國際失智症協會公布的最新「全球失智症報告」指出，台灣地區推估有超過十八萬名失智老人，但是實際領有身心障礙手冊，確認失智症的人數僅有三萬三千多人，顯示約八成的老人不知自己有失智症狀，不但對自己的生活與安全造成隱憂，家庭生活品質也會帶來影響。

　　像這位老畫家，因為他在高齡時仍有工作，他的基

礎能力遠遠超過簡單生活所需的腦力。所以才可以很快
的警覺到這個細微的變化；如果換成退休後，只過簡單
居家生活的老人家，或生活很單純的家庭主婦，就非常
不容易在早期發覺自己腦部功能的減退。

這些開始有輕度認知功能障礙的人，每年會有將近
10%的人，會變成失智症，但也有很大部分的人不會惡
化，所以這個階段的人需要每年回診檢查，注意是否有
惡化的狀況。但是有更大的一群人，一樣是會抱怨記憶
不好，像這位老畫家，但他們的檢查大多是正常的，並
沒有輕度認知功能障礙，所以轉化成失智症的機率就很
低了。

是憂鬱症還是失智症
關於「假性失智」

　　蔡老太太在半年前，先生因爲流感併發肺部感染急症合併休克、導致腦部損傷、之後成爲植物人，最後因爲多重器官衰竭而離開人世間。

　　在這次的流感之前，蔡老先生一直是個看起來很健康的人，他的倉促過世，是太太完全料想不到、怎麼會發生這種事情？所以每次只要想到這件事，蔡老太太就忍不住咳聲嘆氣，難以入睡，食慾也越來越差。

　　來門診時，蔡老太太只要談到這件事，她總是很自責落淚：「一定是我沒把他照顧好，如果當初我……可能現在就不會是這個下場……是我害了自己的先生。」

　　雖然主治醫師有開藥治療、有轉介心理師幫忙、家人與朋友都安慰她，希望她可以走過這段痛苦的回憶，

但當事人總是走不出來。

　　門診時，除了情緒的問題之外，蔡老太太每次抱怨都是一樣的問題：「睡眠很差、頭暈、食慾不振、全身無力、倦怠、記憶力不好……」因為老太太有很明顯的憂鬱症狀，所以就開立抗憂鬱藥物，助眠藥物來調整她的身體狀態。

　　幾次治療下來，吃了這兩種藥物，睡眠狀況改善後，精神與記憶力也變得比較好，頭暈與倦怠的狀況也獲得改善，比較不會動不動想到就落淚哭泣。

　　憂鬱會有明顯的情緒低落、表現出失去做事的興趣、睡眠不好、食慾不佳、有時記憶不好、倦怠無力等等。當病患有上述的症狀時，醫師要詳查分辨，雖然病患會覺得記憶不好，但生活中的各種事物，他都可以自己處理，不需要旁人的協助，這樣的病患，便常是因為憂鬱，而造他的記憶不好，醫學上稱作「假性失智」。

　　憂鬱症，是診斷失智症的過程中，需要先排除的一個疾病。有時候失智症早期會先表現憂鬱症狀，所以有些失智症患者，早期會被當作憂鬱症治療，等不見起色

後，才發現是合併了失智。

　　早期診斷憂鬱症，醫師可以提供藥物與諮詢建議，
將有助於改善症狀。如果病患只是單純的憂鬱，沒有合
併失智，在改善憂鬱症狀後，他們所說的「記憶不佳」，
必然會一起跟著改善的。

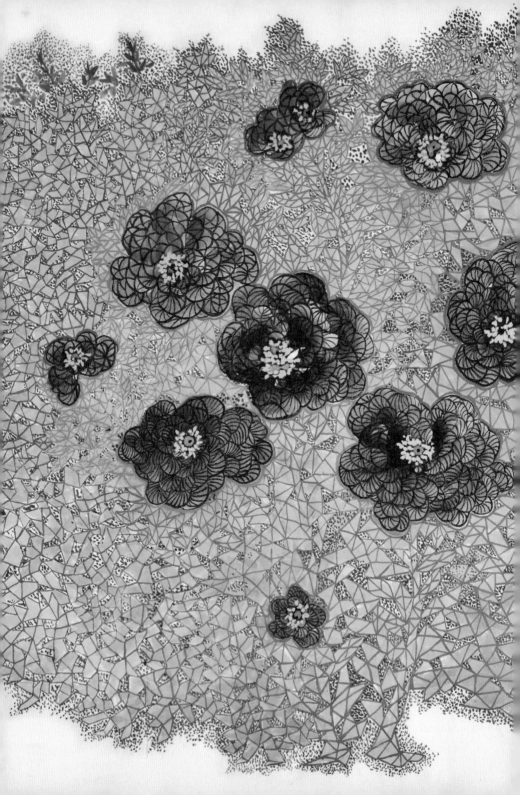

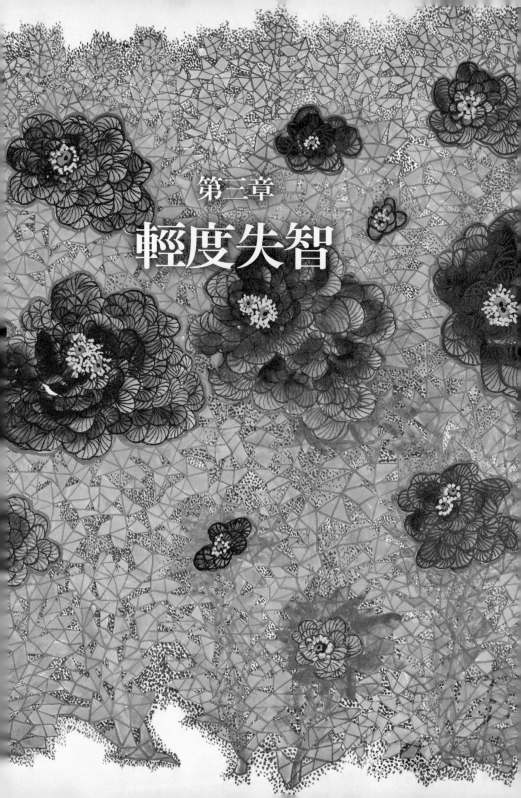

第二章

輕度失智

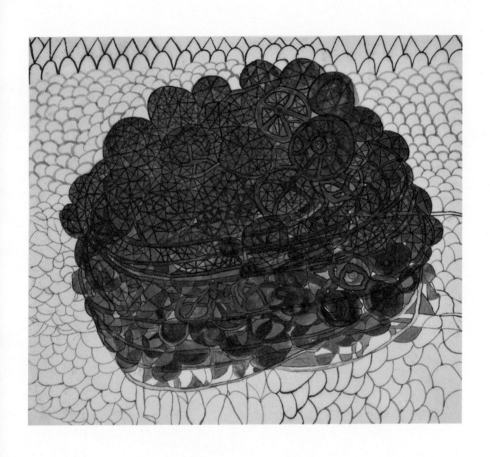

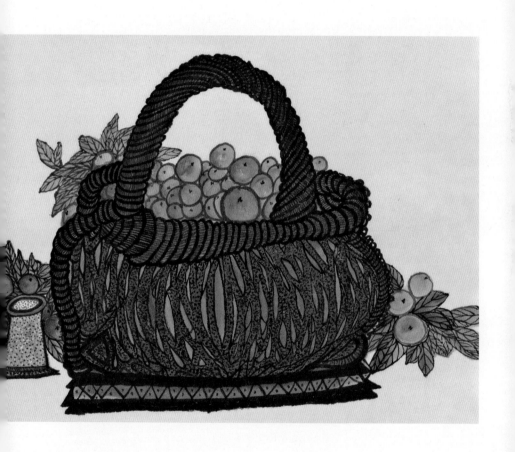

畫風怎麼抓不住了……

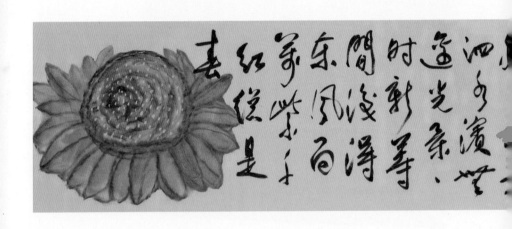

陌生的字畫、陌生的自己……

理所當然藉口的背後
解碼病情

對一個一向是算術很好、每天精打細算的人來講，算錢算錯，也許就是很初步的失智症症狀，可能還不是從記憶力開始。

在失智剛剛開始的時候，當事人大都滿聰明的，他能夠有很好的藉口去掩飾他的失智狀況。幾乎每個失智的老人，第一次來門診的時候，我們問家屬：「什麼時候發現失智的？」家屬都會告訴醫生：「好像這半年。」

可是再往前推兩年、三年，問一些日常生活功能的時候，就會發現這個病人大概在三五年內，很多事情就漸漸不由他自己做了。然後每一個被取代的工作，病人都有一個理由，這個理由，幾乎是理所當然、甚至天衣無縫，都是病人「編」出來的搪塞。

　　失智老人眞的很特別，他的頭腦一部分在退化，其實一部分還是很強的，因爲他至少編得出一個理由來說服人家，把他自己警覺到的不對，掩飾的很好。會在這些情境裡，想一個讓自己可以安全過關的說法，然後不要被人家發現他是什麼地方不好了。

　　失智症可能是腦子裡其中某一部分受損，例如記憶力不好，記憶力不好時，他就不能理解，不能夠理解這個資訊，就不能應用這些資料，所以思考與規劃的功能開始變差。可是今天只要讓他短暫記得這件事，他可能還是能夠分析，然後評估，可是下一步，也許他就忘記自己說過什麼話了。

失智老人的選擇性記憶

　　一般人不是這樣，一般人是你給他訊息，他組出了一個邏輯之後，還會記得這個訊息你原來給的是什麼。

失智老人是你給他一步，他做一步；然後

你再給他一步，他做下一步，可是最後等結果出來之後，他不會記得一開始給他什麼？代表他們邏輯分析與判斷的能力，不是完全的喪失，可是在記憶力上，損傷的程度非常高。

　　爲什麼失智老人常會給人家覺得他們有選擇性記憶？覺得他好像某些事情還記得？某些事情「故意」給你忘記？對你來講是很重要的事情，偏偏他就是給你忘記；雖然記憶不好，但是某些事情他又可以記得很好。

　　那些記得的事，可能是以前常做的事、喜歡的事，這些事情他以前都做很久了，聽很多次了，所以這些記憶在他心裡面比較深刻，刻印比較明顯；將心比心，如果你不喜歡的事，你會常做嗎？會一直記得嗎？不可能嘛！所以他喜歡的事情，因爲常常重複再想，所以在他心裡的記憶，本來就比較強。

　　一些他本來就是不太喜歡回想的東西，當然就很容易忘記，所以失智老人的家屬，會覺得他是選擇性記憶，記他喜歡的，比如他愛吃什麼，他就都記得，有時候過

幾天還會主動提醒你去做;但是他不喜歡的東西,即使
前一刻才剛跟你約好要做的一件事,等一下他就
馬上給你忘記了。

對失智症患者來講,並非記憶是特別有所
選擇的,是事件本身,在他腦裡的連結與刻痕深
度有關。

每個人的記憶本來就是這樣存在的:記憶比較淺
的、時間比較短的,會先被忘掉;記憶比較深的,比較
久遠的,跟個人資料相關的,就會被記憶的比較久。
像:姓名、生日、配偶、小孩名字……就可能會記得比
較久;但是像媳婦、女婿、孫子,這些就會比較快忘記。

所以有些照顧者就會覺得:「為什麼總是記得兒子、
女兒?不記得對他更好、更孝順的媳婦或女婿?」有時
候他們會問:「為什麼會這樣?明明我付出很多照顧,但
是並沒有得到一點對等的回報?」

曾有一位失智奶奶的女婿,覺得很不公平:「我對岳

母的好，遠超過她親生兒子，可是岳母總是叫錯我的名字，總是叫成那個不孝順、棄養媽媽的兒子。」這讓女婿非常難過：「覺得我對妳這麼的好，這麼關心照顧妳，可是妳總是只記得妳那個分完家產就不見了的兒子。」這跟失智者的生活記憶有關，是醫師也沒有辦法解決的問題。

兒子是岳母從小養大的，所以當她功能在退化的時候，還是一定會記得她一手帶大的兒子。女婿總是女兒嫁出去的先生，總比兒子晚二三十年才認識，兩相比較下，從小疼到大的兒子，自然是印象最深刻、不會輕易割捨忘記的。

雖然有人半開玩笑的說：「從失智老人身上，可以檢視他心底對兒女偏心的程度，越偏心的那一個，記憶力就越深。」這倒是真的，因為他花太多心思在這個孩子身上，就越深刻記得他。

常常越自立自強的孩子，父母可能越記不得，因為從小不需要擔心，父母都在擔心比較吊兒郎當的那個，通常這種孩子也都不是很孝順。當然不是說每個家庭都這樣，只是門診還真看到、聽到很多這樣的例子，病患

大多數都是母親。

　　失智老人對於那種欠債、或者是有什麼恩怨情仇人的，記憶也一樣會比較深嗎？現下欠的債，很容易忘記、新的債會不記得。門診時碰過家屬抱怨：「我們一直懷疑某人來騙錢，可是老人家就一直說沒有啊，沒有人騙我錢，還辯說錢不見是被偷了，並不是給了那個誰誰誰。」

　　明明銀行的攝影機，都有拍到是他自己去領了一筆錢；可是他就說：「我沒有，哪有做過這件事。」然後那筆錢就會消失，一兩百萬就這樣不見了。可是都沒有人知道是誰拿走的，家屬儘管在懷疑是某某人，可是都沒有證據。

　　其實失智老人對新發生的事，都很容易忘記，就算買東西給人家錢付帳，才給過沒多久，如果再有人跟說他：「你還沒給錢喔！」他會不再思考的再付一次，所以他們非常容易有被騙的危險。

　　陳年的某些舊事失智老人反而會記得。比方說你明明還過欠他的錢，搞不好他會認為你就是沒還過他舊債，他會一直覺得：「你是不是欠我甚麼東西沒有還？」因為

你「新還給他的」，他不會記得，他卻會一直記得舊債。

　　失智老人有時常會唸：「那個誰誰誰對我怎樣又怎樣！」可是那個誰誰誰的事，早在他 60 歲的時候，就已經解決了。或者是：「我還記得，40 歲的時候，某某人對我是怎樣怎樣的不好……」一樣，可能當年的事，後來都已經擺平沒事了，可是當他失智的時候，記憶變成片片段段，他又回到前面那個片段的那個時間點上時，就會造成時空錯置。

病人輕度失智時，
仍保有部分的判斷力跟決斷力

　　輕度失智在早期的時候，有一個特色，輕度失智指的是認知功能稍微差一點，可是他的判斷力、決斷力、思考與行為能力，還保有部分的能力，並非完全失去。

　　病人會一直覺得為什麼不對勁了？一直去想為什麼

會忘記呢？爲什麼我以前能做的事，現在都不會做了？爲什麼我昨天跟人家約好的事情，今天我就一點都想不起來？就算人家再來提醒，我也一點都想不起來有這回事？

當病人在輕度失智的時候，他的這些判斷力跟決斷力有部分是正常的，可能只有記憶力比較不好。所以日常的基本應對與處理能力還算正常，但事情就特別容易忘記。他一直還是會記得，好像有什麼想不起來的事？就算你特別提醒了他，他可能還是照樣忘記這件事情。

譬如說失智患者與你約好下個禮拜要一起吃頓飯，可是他忘記了。你事後問他：「上個禮拜是不是約好，要一起吃飯的嗎？」他完全記不起來。可是因爲他相信你不會騙他，他就會跟你道歉說對不起：「真不好意思，我也不知道爲什麼，我就是一點也不記得了。」

有時候很重要的事，比如簽約、比案、或提報會議，失智患者一樣會忘記。忘記之後，他就開始會有一種莫可奈何，內心慢慢累積挫敗感，這種事一再發生之後，他可能就會有一些憂鬱的傾向，甚至會因爲害怕忘記事

情，有一些焦慮的症狀。

連帶發生的憂慮與焦慮

　　在這樣的過程之中，病人會因為這些憂鬱跟焦慮，產生一些吃不好、睡不好的症狀，相對的精神就越來越不好，這些都是連帶在一起發生的。這些症狀其實是在失智症早期的時候就會出現，通常這些症狀出現之後，也會讓病人本身的整個腦部的功能，出現快速的惡化。

　　當一個人認知功能變差了，醫生在評估時需要考慮病患是因為失智？還是其他的身體疾病所影響？以一個年輕人來說，讓他三個晚上不睡覺，然後要他去做些算數，或是執行一個複雜企劃，他是不是也一樣容易出錯？能說那個年輕人現在是有失智症嗎？當然不可以。同樣的道理，失智病患幾天睡眠不好記憶力一樣也會減退，有時候就會有快速記憶退化的狀況發生。

　　當老人家出現一些記憶問題時，先要排除他是不是因為憂鬱、過度疲累、焦慮，造成他睡眠不好、食慾不振、精神不濟，導致進行智力檢查時發生一些錯誤，得

到偏低的分數。

　　偏低的數據並沒有錯，但並非是因爲失智所造成；是因爲他有一些其他的干擾因素，導致整體的表現不好。這時候就需要先治療這些症狀，等這些問題解決了之後，再重新評估一次會比較正確。

　　在初期失智症，有時候很容易被人家誤以爲是憂鬱症。這兩個疾病，在失智症初期常常會一併出現，部分跟生活的挫折相關，需要門診觀察一段時間，才能分辨是單純的憂鬱還是兩者合併的疾病狀態。

　　有家屬會問：「當出現失智現象時，是否有醫學儀器可以輔助判斷？」在輕度失智時，腦部影像的變化不太明顯，無法單用影像來診斷，但是可以用影像來排除非「退化型」的失智，例如腦中風、腦出血等等，而憂鬱的診斷，還是要經過醫師判斷才能夠確定。

　　有時候醫生也會面臨失智初期，就很嚴重的憂鬱症，這個時候其實是不太容易區分；只能先等憂鬱症狀得到控制之後，再多評估一些失智相關的問題。例如：

　　當憂鬱的症狀控制好了，病人是不是記憶力或是執行力、判斷力還是一樣不好？如果上述的能力仍有明顯的缺損，那就可以知道病人可能是失智合併憂鬱，而不是憂鬱造成的「假性失智」。

隨身 DVD 放影機
關於「個性改變」

　　82 歲的吳先生，是一位大專教育程度的老先生，人
非常的彬彬有禮，來就診時，一坐下便很客氣說：「我知
道自己沒有甚麼身體不舒服，只是女兒一定要我來給醫
生看診。」

　　吳老先生在評估過後，也確實沒有甚麼問題，但是
他主訴：「人總是感到很疲累、覺得有些頭暈暈的，走起
路來，有點頭重腳輕。」因爲他說晚上總是睡得不好，所
以自己也不以爲意。

　　爲他安排了些基本的檢查，畢竟高齡八旬的老先生
可能還是有些潛在的問題沒有發現。經過一系列的檢查，
吳老先生確實沒有什麼大礙，他下肢較爲無力的問題，
可能與退化性膝關節炎有關，所以就幫吳老先生安排了

些簡易的復健治療，用以強化下肢肌肉的力量，進而改善他行走無力的問題。

幾次療程下來，吳老先生門診時也反應：「真的感覺越來越有進步，狀況是有在改善。」主治醫師也心想：「他應該從此就沒有事了。」

沒想到有一天，診間來了一位年輕的吳小姐，一坐下就非常的焦慮：「我是吳 XX 的女兒，從我爸第一次來看門診，我就一直要跟著來，但我爸就是不肯讓人跟。」她懊惱的抱怨：「我爸一直沒有進步，甚至越來越差，家人都很憂心，所以我只得親自跑一趟，直接來找醫師問問看。」

一時之間滿頭霧水，醫師感受不到所謂的「越來越差」指的是什麼：「吳老先生明明在進步啊？而且他自己也覺得繼續復健狀況也不錯，與治療師配合得也很好，不是應該有很好的進展嗎？」

吳小姐又是搖頭又嘆氣：「完全不是這麼回事，我一直堅持要我爸來看診的理由，是他近幾年來，幾乎換了一個人，個性都變了。」她不好意思的低下頭：「我爸每

個晚上都不睡覺，瘋狂看他購買的一大堆 A 片，或是在網路上付錢，下載色情影片！每天晚上都在看，整晚幾乎都不睡，而且還因為怕被發現，一口氣買了五、六台隨身的 DVD 放影機，一天 24 小時，幾乎醒著的時候都在看，雖然沒有侵犯他人的行為，但完全不聽我們的勸告，看過門診之後還是一樣。」

「為了持續這樣的行為，我爸不聽我們好言好語連哄帶勸，更不管一家人相處的和諧。」吳小姐氣憤的說：「我爸鬧到寧願與我媽、與家人分居，要自己到外面租房子，也不願意改變他現在作息的一團混亂。」

她一講完，主治醫師可著實的嚇了一跳，原來吳先生來門診時所講的疲倦無力，是因為徹夜看色情 DVD，欠缺睡眠的結果！

吳小姐拚命拜託，希望醫師可以幫幫忙：「我不想看到娘家父母，都一把年紀，廝守一生，到了八十幾歲的時候，卻出現重大的家庭崩離危機。」於是醫師答應她，下次吳老先生返診時，會技巧性的進一步評估。

吳老先生一如往常回診，主治醫師刻意安排他住院，

由照護團隊評估，也請團隊中精神科醫師深入檢查，結果完全沒有發現蛛絲馬跡，吳老先生依然彬彬有禮，很配合治療；腦部電腦斷層，也沒有發現特殊病灶。

進一步做了磁振造影，也沒有明確的病徵，但是病患大腦的額葉與顳葉相對較爲萎縮，其他沒有任何問題。心智功能評估非常好，記憶與判斷力均屬正常範圍，精神心理評估也沒有發現明顯的精神疾病徵兆。

經過精神心理團隊，和吳小姐及其家屬共同討論後，認爲吳老先生可能是罹患了「強迫症」或是「額顳葉失智」。但是由於吳先生並沒有出現異常的性行爲、侵犯或判斷力的異常行爲，難以下明確的失智診斷，僅能以強迫症的方式去處理，給予抗憂鬱藥物。

主治醫師跟家屬解釋：「在抗憂鬱藥物的高劑量下，可能對於強迫行爲有幫助，但是也可能效果相當有限。我們調整了藥物與物理治療的目標，改爲增加部分職能治療，試圖改善吳老先生的行爲，但效果或許還是有限。」

由於吳老先生並沒有眞正的社會異常行爲，充其量

只能說是對於色情 DVD 有強烈的喜好，但以一般社會中來說，也還是有其他的嗜好行為，是會有一樣的強度，不能因此判斷吳先生是個異常行為人。

吳小姐雖然很擔心，主治醫師只能耐心跟他解釋，希望家屬能夠理解，吳先生並不屬於精神病患的程度，吳小姐和家人雖很無奈，但也只能先這樣接受這樣的說法。

時間又過了幾個月。

有一天吳小姐又來到診間，這次是一進門，就臉色很難看：「我爸不但狀況變得更差了，而且已經出現不能容忍的反社會行為了！」

主治醫師不理解她所說「反社會行為」的部份，是指哪些？當時等待門診的病人還很多，便約了其他的時間，深入來了解到底發生了什麼狀況。

在小會議室，吳小姐侷促不安：「我爸已經跟全家人鬧翻了，而且似乎交了一個女朋友，這個女人所說的話，讓我爸決心與我媽離婚，還同時立下遺囑，將所有的財產，全數留給這個女人，我爸竟然打算，帶著這女人回

大陸老家去祭祖！這種事情，已經太超出家人所能容忍的範圍了。」

這在主治醫師的判斷之中，並不是不符合社會常理的事件，在一般的家庭婚變過程當中，即可能出現這樣的狀況，而非真正的「反社會行為」。

接下來，吳小姐講了個令主治醫師十分驚訝的事：「您知道這個女人是誰嗎？是醫院每天治療我爸的治療人員，這個女人，怎麼可以藉由每天跟我爸互動的機會，進一步的影響、破壞病人的家庭呢？」

主治醫師深深的嚇到了，醫事人員藉由與病患互動的過程當中，因所建立的信任而延伸出這一樁 CASE 的話，是潛在有違背醫學倫理的！醫事人員與病人的互動，是在患者生病的狀況下，因為指望醫治、所以信任或依賴；若因此而產生的情愫，一點都不是什麼浪漫的愛情故事。

在得知這個消息之後，發現這件事情似乎有點詭異，院方確實有一位治療師時常與吳老先生接觸，但沒發現有逾越一般治療的互動範圍。況且治療進行時，都是在

開放空間，同事間也沒人發現有什麼不對勁的地方。

在徵詢這位治療師當事人之後，發現並非吳小姐所描述的狀況；一切竟然都是吳先生本人，一廂情願的想法，治療師並沒有什麼承諾、或是有任何治療以外的互動。

吳老先生在家中所描述的現象、與發生的種種事情，例如立下遺囑，將所有的財產，全數留給這名治療師、帶治療師返鄉祭祖等等均沒有發生，一切都是吳老先生的妄想，是精神症狀的一種。

在與家屬釐清了一切之後，醫療團隊為吳先生更換了治療師，安排了不同的課程，但無法給予抗精神藥物使用，因為吳老先生基本上判斷力，還相當正常。並且擁有大專以上學歷的教育程度，使得任何藥物的開立，都必須取得他的同意，因此僅能採取非藥物治療的方式。

老先生家屬很擔心，深怕病人將來會輕易遭受任何人的欺騙，這次好在這位妄想的對象，是醫院的治療師，醫院尚可進行一些調整，而避免後續不當的行為，但若是外面有心詐騙的人，實在防不勝防啊！

　　可惜這位個案並不是我們可以完全處理的，因爲他的行爲沒有到足以建立精神病診斷，額顳葉失智的診斷也僅是目前醫學所能及的臆測，因此無法進行無行爲能力與禁治產的鑑定，我們與吳小姐一樣，深感無力。

　　幾年過去了，吳小姐沒有再與我們聯絡，吳老先生自從知道我們換了他的治療師之後，便也逐漸少來回診，一年可能來門診看一兩次，明顯蒼老了許多，講話也逐漸的不再那樣有條理。

　　罹患額顳葉失智的病患，會有較高比例的病人有人格改變與語言障礙，而記憶的缺損是在比較晚期的時候才會出現。所以這樣的病人在早期可能會被誤以爲是精神疾病或是個性古怪，到晚期出現記憶問題才知道罹患了失智症。所以當一個人突然個性有巨大改變或語言功能逐漸喪失的時候，這都不是老化的症狀，是需要專業醫師提供協助的。

回家的路
關於「照護小幫手」

　　82 歲王奶奶，平常在家裡跟孫子玩，有時候出去串串門子，買買東西，過得滿愉快的。

　　前兩天上午，她像往常一樣出門到市場買菜，居然忘記回家的路，站在騎樓下發呆到快中午，還好碰到熟識的鄰居林媽媽帶她回家；林媽媽還特別跟王家人交代：「還是別讓奶奶單獨出門吧，看她站路邊，我叫她，她一時間連我都認不出來，萬一走丟了，麻煩可大嘍！」

　　王奶奶會來看門診，是因為有天晚上，站在椅子上要去翻衣櫃，急著找一個包包，一時不小心就整個人跌坐下來，雖然當時只有一點瘀青，但是活動都還正常，也沒有撞到頭，家人就很擔心她年紀大了，還是帶來就診比較安心。

　　在門診先做完一些基本評估：病患有沒有疼痛？能活動自如嗎？確定沒有骨折、沒有頭部外傷。接著再詢問老年人的常規評估：視力聽力還好、活動力也不錯、沒有失禁方面的問題、進食量也足夠、最近體重沒有減輕、沒有憂鬱的狀況、平常除了高血壓在治療以外，沒有其他的藥物。

　　但問到記憶力的時候，奶奶兒子說：「懷疑我媽是不是有失智症？因為怕她再走失，所以現在都需要有一個人陪在身邊，才敢讓她出門。」

　　經過病史詢問與臨床認知工具檢查，王奶奶真的是罹患了輕度失智症，主要損傷是在記憶力跟空間感，所以會有走失跟晚上找東西的狀況發生。經過與家人討論協調後，他們會調整大家的工作狀況，安排照護人力來陪伴王奶奶，奶奶往後不能單獨出門，避免再發生不認識路回家的事情。

　　失智症會被發現，大多數都是平常會做的簡單工作突然變得不會做，病患或是家屬覺得有異樣，所以才來就醫。有時候這些日常生活的能力，只要家中環境稍作

改變，或是給予提醒，便可以有效改善病患的生活功能。

比方如果找不到家中的廁所，可以將廁所的標示做清楚的指示，甚至加上圖示，那就較容易可以辨識。如果容易忘記事情，可以在固定的地方放上一個白板，寫上預計要做的事項，就可以有助於病患回憶事件。

固定病人的每天的活動，也可以減少他的焦慮跟緊張。有時候這樣的照護方式，會比請一位外籍看護工24小時看護麻煩，但是病患會覺得自己還可以獨立生活，自信心會增加，讓他對生活更加滿意。

就如同截肢的病患，是給他輪椅，然後請外籍看護工來推輪椅比較好？還是幫他裝義肢，讓他可以獨立自主活動比較好？哪一個方式會比較讓病人有自尊跟滿意呢？

當發現家中失智老人有走失之虞時，請先這麼做：

● 半年或一年定期拍照，以備不時之需。

● 多留意他的衣著、特徵、慣用語言（國語、台語或客語……）、口頭禪等等。

● 由家人陪同向各直轄市或縣市警察局，建立「指紋檔」。萬一走失被尋獲，只要送到警察局，容易追蹤找到家人來領回。

● 「建立指紋檔」需具備的文件：父母、養父母、成年兒女、或監護人，攜帶精神病患者或智障者身心障礙手冊、證明關係人身分證或戶口名簿即可。

● 向「失蹤老人協尋服務中心」申請「預防走失手鍊」，中心將針對每一位使用者編號，並登錄詳細資料。遇到走失老人時，民眾透過服務專線：**02-2597-1700**

或 24 小時免付費電話：0800-056789 告知手鍊上編號，服務人員可立即聯絡家屬、或告知通報，或請將走失老人先就近送至警局、或派員前往處理。

●申請「預防走失手鍊」需備資料：

1、使用人身分證正反面影本一份。

2、三位聯絡人電話、通訊地址等聯絡資料。（日後任何一位聯絡人之聯絡電話、或地址變更時，請立即通知失蹤老人協尋中心）

3、免費申請者，請附相關證明文件影本。（如身心障礙手冊或中低收入戶證明）

4、自費申請者，請繳交手鍊工本費及服務費，第一年700 元（含工本費及服務費），第二年起每年 500 元服務費。若因手鍊遺失或毀損，需重新製作時，將酌收工本費 200 元。

跌怕了
關於「走路不穩、跌倒」

　　78 歲的郭先生，走路步態不穩、合併幻覺妄想，因而來門診求醫。檢查後發現腦部有多次腦血管梗塞造成的損傷，在短暫投給低劑量的抗精神藥物後，幻覺的症狀就不再出現，抗精神藥物也就停用了。

　　郭先生罹患的是輕度血管性失智症，因為中風合併有巴金森症狀，所以四肢僵硬合併步態不穩，平常生活起居需要家人協助。最近在家中跌倒之後，病患就不敢自己活動，變得更加依賴家人，起床活動的時間也明顯地減少，連帶的精神與食慾都變差了。

　　中風造成的血管性失智症，佔台灣所有失智症的25%，這類型的失智症照護，有時候比阿茲海默氏失智症還困難。因為這類型的病患，常除了認知功能問題之

外，早期就有明顯的肢體無力與活動限制，所以在兩者
合併影響的情況下，照顧者除了要擔心認知功能障礙造
成的問題，還要擔心肢體活動障礙造成的高跌倒風險。
所以在設計復健計畫時，需要考量到中風造成的各種活
動限制，依照個人需求由復健科醫師安排復健治療。

　　除了肢體僵硬之外，郭先生主要的問題是「害怕跌
倒」，這也是老人常見的問題之一。造成的原因常是一次
意外的跌倒之後，就不敢再用原來的步態來走路，改用
病人覺得安全卻不正確的方式走路。常見的錯誤步態是
步伐變小、膝蓋彎曲、身體前傾。

　　大家不妨可以自己也試看看，這樣走路是比較費力
的，因為費力，所以無法走遠。因為姿勢不正確，容易
造成腳部痠痛，導致老人常常覺得雙腳無力，於是更不
敢跨開腳步，這樣走路更加費力，於是形成惡性循環，
最後就不敢自己出門，甚至連在家走路活動活動都沒安
全感。

　　這樣的問題其實很容易解決，只要藉由治療師給予
正確的步態指引，教導正確的步伐，重建老年人的自信

心，就可以改善這個問題。同樣的，這樣的問題在失智的老人身上也會看到，因為病患學習能力較差，所以在教導上更需要耐心與時間，有時候失智老人的個性比較執著，無法就由口頭建議就輕易的改變，便要運用「玩遊戲」的方式，牽著病患行走，鼓勵他跨大步。病人自己會發現正確的步伐走路比較輕鬆，之後漸漸地他會不由自主的改變成正確的步行方式。

失智症在一般人的觀念中，認為病人只有記性不好，可是很多研究指出：失智症病人在行走的過程當中，重心偏移的程度會比一般老人明顯。大部分的人走路的時候，是維持一個相對穩定的重心，可是失智症病人因為在平衡感、協調性等方面不好，所以整個重心會一直飄移，只要一個走不穩，踩到了什麼東西，就很容易跌倒。所以防跌這個議題，在失智的老人就更加的重要。

高手喔
關於「裝病」

　　78 歲的許老伯，罹患失智症已經五年，長期住在安養機構，這次因為半年來持續的腹部疼痛，到院門診後收治住院檢查。

　　一開始，只要詢問病史，病人就在床上疼痛翻滾：「我這個肚子痛很嚴重，東西都吃不下，我快要死了。」但是私底下觀察他跟其他病人的互動，其實他很平靜的，並沒有任何疼痛，也都可以把三餐的食物正常吃完。

　　經過檢查，並沒有發現任何的疾病，會導致許老伯腹部如此的疼痛，而且他的疼痛似乎都是在醫護同仁詢問的時候才會發生。安養機構的主任也提到：「每次去探望的時候，似乎就是許老伯最痛的時候。」但是平常許老伯躺著睡覺，自己一人獨自吃飯時，看起來是正常的。

因爲檢查都沒有問題，藥物的使用上，當然也無法有任何的助益。

有一天，醫院個案管理師問許老伯：「聽說您以前是繪畫的高手，對繪畫很有自己的一套？」

許老伯自顧害羞的一笑。

病房的專科護理師，從家中拿來各種畫圖的器具跟紙張，查房時帶到病房給許老伯：「許伯伯，我們拿畫紙跟畫圖器具給您，聽說您以前是畫圖高手，最近中秋節快到了，可以請您幫我們畫一張應景的圖好嗎？」

許老伯很不好意思的脹紅了臉：「我不會畫啦，你們給我也沒有用啦！」護理人員大家起鬨：「聽說您以前比賽都是第一名的高手耶，畫一張送我們好嘛！」

許老伯高興地說：「既然被你們知道了，那好啦，我就先畫看看，太久沒畫都生疏了，是不保證好看喔！」這是第一次我們在查房過程中，許老伯沒有提到肚子痛。

之後雖然他還是想到了，會察言觀色跟醫護人員說：「我肚子又好痛哦！」，但是抱怨的時間縮短了，疼痛感受也減輕了，臉上笑容變多、變開心了。

　　原來許老伯長期被放置在安養中心，很需要人家的關心，但是他不知道該怎樣做，才能讓人來關心他，所以他選擇用肚子痛來當作他引人注意的工具。只要有人一接近探視，他就大喊：「我肚子好痛，我快要死了。」好讓人家跟他多說幾句話，多關心他一下。

　　失智的老人常需要人家的關心，因為智能退化或是個性不善表達的緣故，有時候會使用身體的不舒服當作工具，如果家人不了解，一直送醫院治療，有時候會帶給病人很多意想不到的痛苦。

　　針對這類的病患，需要家屬與醫師的配合，藉由多方面的觀察與判斷，了解病患的真正需求，而非一味的依照他說的話來聽，很多的訊息其實是隱藏在語言的背後，需要細心分析才可以知道與了解「真相」。

教室不見了
關於「自我封閉」

　　一位才五十多歲的汽修科老師鄭先生，瞞著家人來門診。

　　「最近——」他說得靦腆：「到學校之後，突然發現找不到平常上課的教室，要不、就是找不到校內的汽修科工廠。」

　　對於發生在他身邊的這類事情，鄭先生感到隱隱約約的不安：「總要在學校裡面繞了好一會兒，才能找到要上課的地方；有時開車出門，即使是上下班路上，會突然不知道自己身在何處？可是這些都是我開了幾十年車，很熟悉的路。」

　　「太太發現我開車會恍神，就不讓我開車了，我今天是搭捷運換接駁車來的。」鄭先生很沮喪：「我搭第一

趁捷運時，竟然會坐成反方向的車。我擔心，無法做好老師的工作，講課時無法集中精神，所以自己就選擇提早退休了。」

門診醫師安排了失智相關的檢查與評估，除了輕微腦部萎縮之外，並沒有其他血液檢查的問題。在評估日常生活功能方面，發現他的基本日常生活沒有問題，但是開車時會找不到路回家，所以建議他不適合再開車。

鄭先生退休後，生活似乎又變得很正常，因為單純的生活瑣事，對他的腦力需求度低，所以不太有困難。例如說日常生活，只需要用到他 60 分智能，即使現在從 100 分退到了 80 分，長時間待在家裡是看不出來的。除非他又出去工作或上班，他才會出現問題。

慢慢的，鄭先生因為自己不能再開車，家人上班的上班、上學的上學。自己一個人在家很無聊，加上平常沒有嗜好興趣的培養，所以變成一直窩在家閒晃，也沒出去參加一些什麼社交或活動。

迫於輕度失智提早退休後的鄭先生，面臨失去生活重心的問題，這在失智症的後續照護上是一個有害的因

子：當病患被社會孤立、獨自在家之後，與人群的接觸
變少了，社交能力減退，當病患需要與他人接觸或是協
助時，會有孤立無援的感覺，忘記怎麼跟人互動。

　　有些失智病人到後來，看似態度非常冷淡，對任何
人的話語不理不睬，絲毫不理會；即便是他很熟悉的人，
可能只會偶爾理你一下。可是只要他覺得你這個人，不
是很重要，你跟他講話，他是完全一個字都不理你。

　　這種冷淡，是完全把自己封鎖起來。他會活在自己
的時空中，拒絕跟外面溝通。但若是侵犯到他，可能就
會突然口說粗話，只要讓他不高興，可能就會出手攻擊
你。

　　一般來講，腦部的運作出了問題，讓病人不太能夠
對周遭的事物有任何興趣，做事的動力明顯消失，有點
像是哪個啓動的按鈕，沒有被打開。跟他講一些高興的
事情，他沒什麼感覺，悲傷的事情，也是很冷淡；除了
反應力以外，也有可能是他根本就不懂你在講什麼？當
腦部功能退化到一個程度之後，你講的話，他可能就完
全聽不懂了，那又怎能要求他做出適當的回應呢？

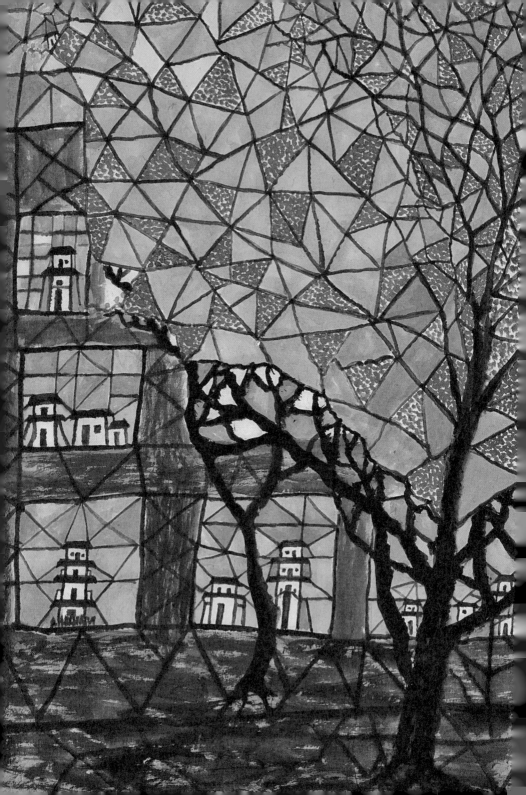

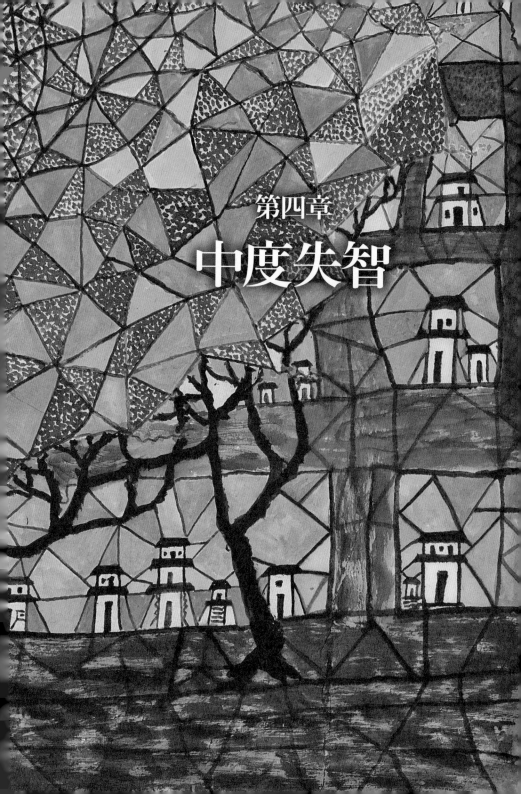

第四章

中度失智

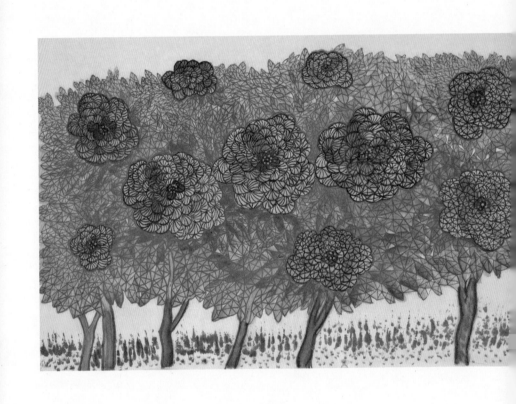

在一個似曾相識的天地，重新建構⋯⋯

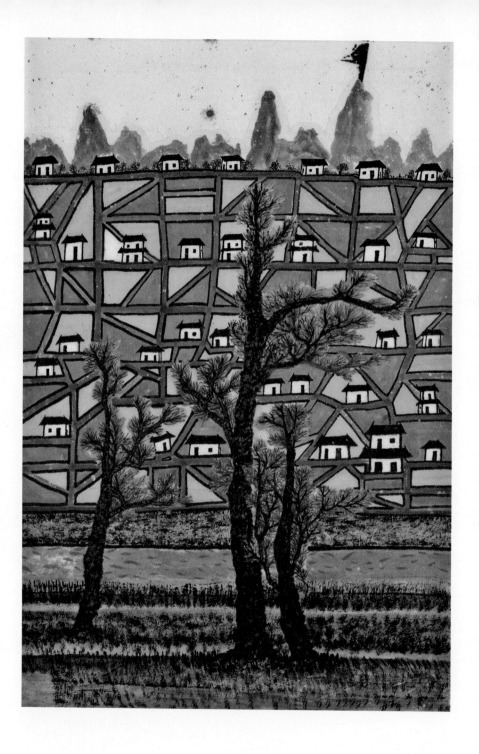

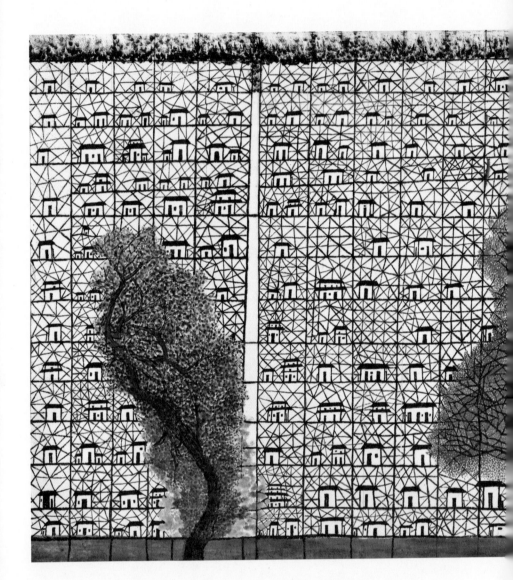

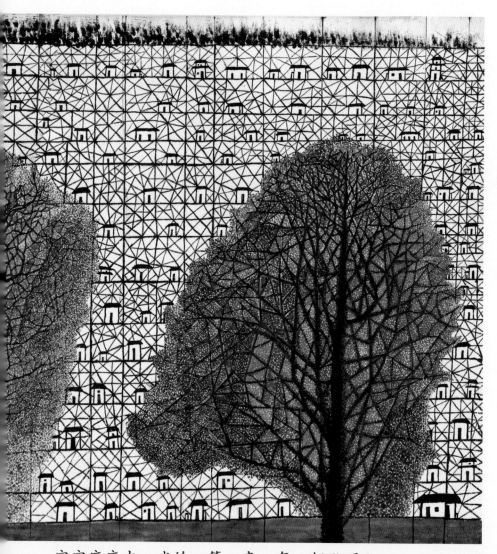

密密麻麻中，我的一筆一畫，每一個點呀點，
交織出自得其樂的安全感……

看不懂、不會操作了
解碼病情

　　重大傷病、殘障手冊、外籍看護工、輔具、居家照護、居家護理或日托中心，大概在中度失智階段，家屬會開始覺得對這些資源的需求逐漸升高。

到處漫遊的亂走

　　「安心手鍊」，整條是不銹鋼材質、就是條很簡單的手鍊，爲了怕失智病人走失，上面有一塊牌子，刻上病人的名字、電話或是一個代碼；是非常便宜的東西，卻有很大的幫助。病人一旦走丟，很容易可以被家屬找回來。老人家通常也不會排斥戴這種手鍊，戴上後也不會容易弄丟。但是到失智的中、後期，病人可能會開始排斥手鍊，他會跟你抗議：「這是什麼東西？」想要用盡各

種方法把手鍊拆掉、丟掉。

　　現在還有一個先進的方法，就是「指紋捺印」，把指紋檔存放在警察指紋辨識系統之中，如果走失了，只要比對指紋就可以知道病患的身分，是很方便的工具，也可以避免其他帶在身上的辨識物品弄丟，因為指紋不會弄丟。建議最好是在早期失智的時候就去做，要不然等病人到了中、重度失智的時候，要帶他進警察局按捺指紋，可能會比登天還難。

　　那時候可能光解釋：「為什麼要進警察局？」就要說很久，更不用說要按指紋。病患可能會覺得：「你是不是要把我抓去關？為什麼要我去警察局？」會有各種的妄想，怕有人要陷害他。大家想想，有的老人家是一輩子也沒進過警察局的。按捺指紋雖然方便，但是家屬是需要有一點耐心與創意，才能讓病患接受這件事情的。

本來可以做的事情，不能做了

　　中度失智的重點是，病人的生活功能開始變得更往下一階段走。可以發現在日常生活上，有一些本來會做

的事情變成不會做了。例如說：家裡的小家電不會用，像烤箱、洗衣機、熱水器、熨斗……甚至是電視、錄影機、冷氣機的搖控器，看不懂、不會操作了。這些讓家屬覺得非常不可能的事，在失智中期，會陸續發生這些事情。

　　病人每天都在家裡找自己的東西，他心裡面想著：「我就是要穿那一件衣服！」他能描述給你聽：「我要穿那件米色、有什麼什麼款式的那一件衣服。」，然後你去找，就是找不到，病人也不知道放在哪裡？可是他每天不停的在找，跟你講得活靈活現，可是你就是不知道這件東西放在哪裡？也許、現在根本就沒這樣一件衣服，他所形容的那件衣服，可能是他年輕時，二十幾歲時，很喜歡的一件、讓他印象記憶很深、但是早就不存在的衣服。

　　在病人過去的記憶，的確是曾有過這件衣服，但他早丟掉了，他二十歲在穿的衣服，現在七八十歲，還有可能留在衣櫃裡嗎？這個機會非常微小。可是他會覺得就是非要穿那一件不可！一般人應該會遺忘的東西，當

病人失智時，過去的記憶又忽然再度想起，而且非常鮮明，之後就會窮追不捨的要找這個物品。

　　大家可以這樣想，當你腦裡面存在的東西越來越少時，剩下的那幾樣東西，你就會記得特別清楚，也會更加的執著要找它們。所以有的家屬會發覺：「病人在僅存的記憶裡，對過去的記憶力似乎變得非常的清晰，可以重複一件事非常多次。」當他記的東西越少，他每天就會重複這些內容，如數家珍的唸給你聽，每天講一遍，或是不只一遍，對過去的事異常得很清楚，但他也只記得這些。

　　有些連家屬自己都覺得不可能記得起來的東西，例如誰小時候，幾歲的時候，跌倒留下疤痕，誰幾歲時又發生什麼事……有些事情經過印證後，病人說的還真都是對的。有家屬就會覺得：「病人好像比我還聰明，好像突然沒有失智了。」但是大家忘記一件事，即使他說的都是事實，但是他僅僅只記得這些，其他的事情都忘記了，遺忘的比記住的多。

他真的是失智嗎

　　有家屬會問：「他真的是失智嗎？你看這個，我都記不起來的事情，他竟然都記得？」

　　其實失智病患的腦部非常的特別，一般我們記住的東西，失智的病人並非完全忘記，他只是沒有能力，去把那些記憶抽屜的鎖打開。腦部儲存記憶的細胞，可以比擬成很多的抽屜，裡面是分門別類的放很多東西。

失智的病人會失憶與忘記有兩個原因：

- 一個是沒有放東西進抽屜裡。
- 另一個是根本就不知道，東西放在哪個抽屜？

　　病人會在那邊狂開記憶的抽屜，可是找不到要找的那個回憶，放在哪一個抽屜裡？可以想像一面牆上，有數百個抽屜，當要找一個放在抽屜裡的小東西時，如果沒有第幾行、第幾格的這種概念，是絕對不可能在短時間內找到的。

　　如果今天有人要求你在 5 秒鐘之內，要找到某一句形容某件事的成語，你可能一時語塞、就是想不起來，無法使用正確的成語來表達。這樣的狀態，是有點類似失語症，這就是失智症的一個可能的症狀。

　　失智程度較輕病患的失語症，有時候只是臨時找不到想表達的字句，可是當你提醒病人，他又唸得出來，這代表這些字並非完全消失，只是暫時找不到這些字，所以在要用這些字的時候，沒有辦法馬上講出來。

　　正常的老人家，大多數的問題是，不知道該怎麼去取現有的記憶，所以他找不到這個記憶放哪裡，可是他還是有存進去。

　　但大多數失智的病人是儲存的過程，出了問題，所以無法產生新的記憶。正常的老人家會經由提醒就找到那個東西，可是較嚴重失智的人，即使你提醒，他也找不到東西。因為他的腦裡面，「根本沒有記住」這件事。

　　失智的病人，很像那種一長串的耶誕燈飾，就是說

從他之前到現在他八九十歲，這一條線路裡面，其中有片段是亮的，有片段是暗的，他沒有辦法整條都是亮的。在這些片斷中間，他會選擇印象深刻的記憶，是亮的，是存在的。那某一段已經不見的，就黑掉了。所以整個的記憶變成是亮的、黑的、亮的交錯著。

　　病人最後會不自覺的把這些殘存記憶串在一起，那個時序可能是亂的。他就等於說就把暗掉那一段的東西，就不管了，把亮的全部兜在一起，自己再想一個情節、或故事，把這些殘存記憶串起來；因為他們組織處理的功能，還沒有完全喪失。

只是推測、懷疑，病人就一口咬定「是」這樣的

　　失智病人的組織能力，有點像是食物調理機。意思就是說，你放什麼東西進去，都能調理出一個成品來，可是那個結果，不一定是你本來想要的。因為隨著丟進去的東西不一樣，可能就會變出不一樣的東西，常常一開始我們也無法預估。對失智患者來說，也許相類似的材料，每天都會有不同的「事實」，他也會以為這個事實

就是眞的，深信不疑。

　　常常有家屬會描述，尤其是發生在中度失智的病人，記憶力比較不好，常常就會說：「有人偷我的東西！」病人會這樣猜測的理由是什麼？常常他的證據只是：「我東西不見，找不到了；我覺得誰誰誰都斜眼看我，賊頭賊腦的。」他就認定：「我覺得就是這樣沒錯，家裡只有我跟他，所以我東西不見一定就是他偷的。」雖然沒有看到這個人，有去拿他的東西，但是他會用想像的資料，進行推測、懷疑，之後他就一口咬定這是事實。

　　爲了預防發生這樣的事情，最好盡量避免家中放置值錢的東西，當病人指責：「外勞偷我東西。」、「媳婦的手腳不乾淨，會偷我的黃金珠寶。」或疑神疑鬼的說：「一定是隔壁的誰誰誰，闖空門來偷我的錢。」事實上，因爲值錢的東西早就沒放在家裡，所以病人的錢、珠寶手飾，根本不可能被偷走，這樣家屬之間也比較不會因爲金錢產生糾紛，破壞大家的信任感。

　　即便是大家能確定沒有發生這些事，但是病人常常還是會很生氣，一直吵著說：「我有東西被偷了！」碰到

這種狀況，家人該怎麼辦呢？是要順著他的話去說？還是跟他說清楚事實？該如何去安撫他？如何與他相處？

「重心轉移」法，就是注意力轉移

比方在說偷錢這件事，他會跟你一直轆：「這個人很糟糕，一直偷我的現金，錢全部都被他偷走了⋯⋯你一定要把這個人抓去關⋯⋯晚上不要給他吃飯⋯⋯」一直講這些很奇怪的事。這時候你要怎麼辦？

- 先讓這位「有嫌疑」的當事人，比方是外傭，先離開病人視線，讓病人不會直接看到這個人，減少視覺的刺激，減低他對這件妄想的強度。
- 接著可以問一些跟這件妄想完全沒有關係的事情，例如：「有沒有想要吃點什麼？」、「想不想出去走一走？」類似這樣的話題來轉移。

平常跟人家討論事情，突然丟一個不搭軋的話題進

來，對方可能會很生氣：「你是不是故意在敷衍我？」可是對失智病人的妄想，反而就要運用這樣的技巧。因為他的注意力無法很集中，今天只要丟一個不搭軋的東西B進來，當他開始在思考B事件的時候，他就會沒有辦法再分心去思考原來糾纏不清的A事件。

一開始他或許會抗議：「不要跟我講這個，我還是要跟你把偷東西的事，講個清楚。」這時就先別管病人怎麼說，可以直接問他：「你愛吃什麼？我這裡有個布丁，你要不要？」

只要持續丟「新事情」給病人，就會干擾他對前一個事情固執的思考。再丟第二次給他的時候，那個原本困擾他的東西，就會越來越淡，最後病人會開始認真思考：「那個口味的布丁，我不愛耶。」那就再問他：「換果凍好不好？」當病人開始回應這些問題的時候，看情況再丟一兩個問題讓他去想，然後他就會被從原來的不愉快主題中帶出來，跟著這個吃東西的問題打轉。

利用食物來跟病人討論是比較簡單的方式，因為即便不知道他喜歡什麼，可是基本上討論吃的議題還算簡

單，每個人都可以簡單地提出多個與食物相關的問題。所以當這樣繼續講下去，他就會開始認真的討論：「布丁你是買哪一個牌子？」我們可以跟他再對話：「那你想要吃什麼口味？」或是「我們自己做好不好？」如果病人也喜歡烹飪，可能就覺得新的這件事很有趣，就不會再罵之前那位「嫌疑人」了。之後當外傭再回來現場時，病人早就忘記之前懷疑她偷東西這件事情了。所以「轉移注意力」是很重要的一個技巧，所有照顧者應該都需要學習的。

有時候病人可能又會再度想起：「我的黃金珠寶都跑哪去了？」又會繼續再來「盧」一次，常常很多照護者不知道可以這樣解決，就會跟他「講道理」，搞得兩敗俱傷：

「媽，我告訴妳，妳的黃金珠寶都在銀行的保險箱了，外勞不會偷妳的東西。」

那這媽媽就會懷疑：「你是不是跟她有什麼勾結？要不然為什麼會串通起來，一起偷我的東西？」

當你在幫某某人講話的時候，病人心裡面就會認

爲：「我的黃金珠寶不見了，每天跟我在一起的是外勞，她總斜眼看我，我覺得就是外勞偷我東西，我兒子還幫她講話，所以我兒子可能也被串通好了，要一起圖謀我的財產。」即便是自己的親生兒子，她都會這樣子想。

當她的記憶，只剩這幾個事件在串來串去，兜久了就會相信是眞有其事。所以失智症的人的想法都比較簡單化，當她接收一個跟她起衝突的訊息，就會覺得：「你跟我是對立的！」她就會把你想成是：「對我不好的人。」

可是如果換另外一個角度與態度跟她講：「媽，妳的那些金子，我都已經幫妳放在銀行，妳不要誤會人家好不好。」雖然好一點，但還是「指責」她誤會別人。

你得再換另外一個角度：「媽，妳那些金子，我都幫妳存好好的放在銀行保險箱裡，等一下帶妳去看好不好？」那她可能就會覺得：「嗯，放在銀行保險箱裡沒有問題。」因爲你沒有指責她是錯的。

越指責病人錯，即便是道理說得再頭頭是道，失智病人只會覺得你跟她是對立的。在門診，我們常提醒家屬：「不能跟他講道理，只要跟病人講說，你是錯的，就

等著看，她馬上就跟你翻臉起衝突。」一旦你們是對立的，那溝通就會有非常、非常多的問題。這也是一般家屬比較不知道的技巧，他們都習慣跟病人講道理。

用一種柔軟的方式，讓病人覺得自己沒有錯

這個技巧要能夠做得好，基本觀念就是：「千萬不要隨著病人的話語，去波動自己的情緒。」如果當下情緒很激動，建議家屬可以先離開，等情緒穩定了，再回來問病人：「要不要一起吃個點心？」

如果說平常大家都在上班，只有病人跟外傭兩個人，一對一的照護非常容易產生很多問題，尤其一對一是完全不能閃躲的，當面臨衝突時，問題常常很難解決。失智者的妄想對象，常常無法做好轉移注意力的角色。

很多外傭在照顧失智病人，尤其是妄想很多的病患，到後來都會受不了離開。因為每天都被雇主誤會，有部分不是很了解病人狀況的雇主，可能受病人的話語影響，不相信外傭的人格。例如，失智的奶奶可能講說：「這個外傭每天都在睡覺，都不帶我出去走走、很懶散、都不

知道在幹什麼？」或者：「我睡覺的時候，外傭都會溜出去；因為我偷瞄她，她都不見了。」

　　諸如此類，實際上外傭可能是中間上個廁所，或去陽台洗衣服、收衣服之類的。總不可能 24 小時都不離病人視線吧？可是病人就是會這樣子認定。如果家屬又不太清楚，常會產生一些誤會。一個好的照顧品質，是有賴於照顧者跟家屬之間彼此的互信。如果信任感不存在，照顧者常常也會面臨很大的壓力，容易會崩潰。

　　另外一個常見的問題是：「外傭都虐待我，打我。」是不是被打？從傷口的位置、形狀，應該可以知道是不是真的被打？還是失智病人自己不小心撞到的。為什麼失智病人會去聯想到：「我被人家打，被人家掐的！」因為他們常常不記得「發生過」什麼事，失智症病人的第一個反應，常會覺得：「這件事情一定是別人做的」。

　　正常人也會有時候走路不小心去撞到，也是根本想不起來什麼時候撞的，就是一塊瘀青在那裡。可是你會記得：「沒有被人打過，一定是在什麼地方撞到沒注意。」可是失智病人不是，很多事情都忘記，常會怪罪：「都是

誰對我不好，虐待我，所以我才會受傷。」

盡心盡力照顧病人了，還被嫌棄、誤會、告狀

　　照顧失智病人的家屬，有時會很無辜地說：「都盡心盡力照顧病人了，還一直被嫌棄與誤會，到處跟鄰居和親戚告狀。」有些媳婦，連自己的工作都辭掉，全心照顧病人，可是只要什麼親戚朋友來家裡，病人就會猛告狀：「我這個媳婦非常的不孝順，都不給我吃飯，三餐都不給我吃，要餓死我，還把我的錢全部偷光。」就算知道這是失智症病人的妄想，常常照顧者還是受不了，會非常的難過，尤其當照顧者很盡心的照顧，24 小時陪著，長年累月下來，照顧者有時自己會變成憂鬱症患者。

　　當然並非所有病人都會有這些行為，有些疾病已經到末期，從來也沒有出現這種誣賴別人的行為。但有些病人就是會非常的明顯，這樣的病患，常會提早被帶到醫院接受治療。

　　有些受不了的家屬常會質疑：「病人是不是在裝傻啊？」家屬常在過度的壓力之下，忘記了病人生病這個

事實，懷疑他是裝傻在折磨人，懷疑他是故意的。以至於有些病人已經失智滿嚴重了，可是他的言行表現，家屬還是覺得：「他沒有病，只是故意在找麻煩！」或是「常常說過的話，他自己都忘記。」

　　但這些病人眞的是做過以後，他就全部都忘了，當作完全沒發生這件事，這就更讓人家容易覺得生氣。你若反問他：「爲什麼要這樣？」他還會跟你爭辯：「我從來沒有講過這種話，我怎麼可能對你這樣？」雖然他昨天才在別人的面前，也當著你的面，數落你的不是：「你們都不知道，她有多虐待我⋯⋯」隔天追問他：「爲什麼要這樣說話？」他還很無辜的看著妳：「沒有啊，我哪有講過這種話？我怎麼可能對妳這樣？」讓你覺得他分明就是個雙面人。

　　失智病人的這個部分，是我們要去體諒、理解；沒有辦法叫一個生病的人，別去做這些事情。失智病人就跟我們一樣，當判斷一件事的時候，是用所記得的資料來做判斷，只是當他記得的東西太少，有一些判斷就很片面跟獨裁。聽他講這些事情的時候，態度往往異常的

果決；他覺得誰偷他東西，他就認定是那個人，沒有別人了，原因是因為他最近只看過、接觸過這個人。

「憂鬱」跟「焦慮」，
是失智症照顧者常見的兩個疾病

　　病人的家屬真的很辛苦，他們照顧到後來，很多都是壓力負擔非常大，不論是經濟或精神上。甚至家屬會得憂鬱症，也是很常見的。有些人是焦慮，當病人的狀況比較不穩定的時候，他們會有很強的焦慮，很怕病情越來越嚴重、越來越失控、甚至於會死亡。所以憂鬱跟焦慮，是失智病患照顧者常見的兩個疾病。

　　現有的「臨托服務」，就是讓家屬喘息的一個折衝辦法，雖然有天數限制，基本上，可以讓家屬有幾天休息一下、卸下重擔喘口氣，讓病人待在臨托中心。

　　使用臨托中心的服務，需要考慮到環境變動的問題。當環境一變動的時候，很容易因為環境不熟悉，失智病人會有一些攻擊或是躁動的行為。把病人突然放在一個他不熟悉的環境，他一定會吵著說：「我不要在這

邊，我要回家。」他想要回家，會一直躁動，甚至攻擊所有接近他的人。輪住有時候也會有一樣的問題。

　　現在有很多父母，在兒女家輪流住，這樣的模式對失智的長者是比較不適當的方式。如果能固定地點與固定照顧者，這樣能讓失智長者熟悉照顧他的人、環境與作息，是比較能夠讓病人穩定的方式。

　　通常失智的長者，如果要去住一個新的地方，要先讓他有一段時間的緩衝，而且盡量減少變動的次數。每一次變換居住場所之後，生活周遭的環境全部都改變，不是到平常熟悉的公園，不是到平常熟悉的日托中心，當他的生活習慣被改變，就有可能會出現問題。

調整他的作息起居與飲食

　　照顧中度失智者，是有許多的技巧可以用。例如：調整他的睡眠時間、吃飯時間、活動時間，讓它固定。

如果固定的話，病人的生活會比較規律，就比較不會感到慌張，他會知道：「什麼時候，我要做什麼。」

失智症的病人在規律的時間裡，要保有一些彈性！彈性是為了不要勉強他，做他不喜歡的事情。照顧失智的病人，很重要的一點：「在於減少衝突！」

有些家屬會因為要求病人生活太規律，導致很多衝突；有些家屬則是太彈性，導致了日夜顛倒，然後變得很難照顧。我們常常建議：要在規律的生活裡面，彈性的去做一些調整。規律，最主要是睡眠時間要規律，但是吃飯時間與活動內容要保有彈性。

舉例來說，為什麼吃飯要彈性？如果當病人不覺得餓的時候，不要因為時間到了，就非叫他吃不可。可以過半個小時之後再給他吃，這樣照顧上會比較沒有衝突。睡眠為什麼要規律？因為睡眠時間規律，可以讓他

的腦部的荷爾蒙比較穩定，比較不會有一些躁動行為、
睡眠不足、或是過度睡眠的問題。

維持他的衛生習慣

　　失智患者的打扮跟梳洗，隨著嚴重度增加可能會出
現問題，他個人的衛生習慣會隨之改變，變得不喜歡盥
洗。有可能是他做不好，也有可能是根本不知道該怎麼
做。例如說刷牙，他可能不會使用牙刷、不知道要先擠
牙膏，或是刷完牙之後不知道要不要漱口等等。

　　說到著裝打扮就更難了，不管是梳妝，還是選衣服，
很容易就會出現問題。穿著常會邋邋遢遢的，鈕釦可能
上一顆跟下一顆錯扣，衣服內外順序或正反面穿錯，或
者是挑件睡衣配西裝褲，然後穿拖鞋，總之搭配會很奇
怪。

　　在台灣，當病人出現功能障礙的時候，家屬就會直
接取代他做這件事。常常家屬就會開始幫他挑衣服、幫
他換、幫他穿，所以可能比較少看到失智病人衣衫不整
的樣子，因為台灣大多數的失智老人，還是有孩子會照顧

他們。

形成特殊的嗜好

　　嗜好當然會改變，例如說病人本來喜歡下棋、找朋友看電影、或打高爾夫球、泡茶……可能因為失智持續惡化，沒有辦法再維持原來有的嗜好。包括無法認路、使用棋子、球具、茶具、家電、找不到自己的東西、無法選擇穿著、日常的梳洗……

　　甚至有些人會在家裡堆積垃圾，垃圾都不倒掉，一直留在家裡；或是收集一些奇怪的東西在家裡，可能是不要用的塑膠袋，可能是某一些物品的外包裝，家裡會被堆放成類似垃圾收集場般，有異味也不在乎，所以常會造成家人或鄰居的抱怨。

請別太快、或突然的接近病人

　　在中度失智的階段，會發現病人的情緒，可能非常不穩定。很多原因都會讓他情緒不穩，造成他容易生氣、罵人、打人……在這樣的情況下，他若懷疑這個人對他

不好，向你告狀，如果你不相信他說的話，他就不會配合你的照顧。

失智病人常常比較不會表達自己的一些感受，在這情況下，太快或突然的接近他，他就會感到被侵犯而害怕抗拒，即便是很親的親人，因為到疾病後期，他有可能連你是誰都忘記，如果突然靠近他也會嚇到他。

最典型的例子就是當病人在睡覺，一個家人突然跑過來搖他：「起來吃飯嘍。」病人可能因為很想要睡覺，就會把棉被拉起來，蒙著頭繼續睡。可是家人就會想要把他棉被扯開、叫他起床吃飯，並且說：「你已經睡很久了，該起床了。」失智的病人在這狀況下，感受到的是：「有一個人要對我進行攻擊的動作，他先用聲音嚇我，然後還要再把我的身上的棉被扯開，所以這個人一定是壞人。」基於保護自己的本能，有時病患就會揮拳打人。這也是家屬很無奈的地方：「失智的長者很難照顧，動不動還會亂打人。」

可是如果換個方式，用這樣的方式對他：

你先在他耳邊，用比較小的聲音提醒，比方輕輕拍

手，讓他先回個神來，再用比較小的聲音說：「你醒了嗎？我是某某某，我現在可以跟你講話嗎？」就是先讓他稍微先醒過來，然後再說：「現在要帶你去吃飯囉，好不好？」要給病人一點時間去做反應。

或是說你可以給他一些資訊，例如說：「現在是中午12點了，你肚子餓不餓？我帶你去吃飯好不好？」等他反應過來說：「好！」你再帶他去用餐，跟失智長者溝通是要這麼做的，是需要注意到病人的感受。

有時候我們會把病人當成小孩哄，通常不太建議這樣的方式。把失智的長者當小孩的這個過程，會讓我們忘記「他是個可以做決定的成人」。我們希望家屬，把失智長者，當作是可以作決定的成人，只是腦部功能部分受損，而不是一個未成年的小孩，需要由我們去幫他決定事情。

我們希望在跟病人溝通過程中，是把他當作一個獨立的個體，是一個可以自己做決定的個體。在這個過程中，我們盡量讓他自己做決定，有時候可以提供選項讓他選擇，但是選項要盡量簡化，避免造成病患選擇上的

困擾跟壓力，讓他可以眞正的爲自己做出決定。即便是
失智了，他們依然喜歡選擇，能自己選擇的失智病患，
生活滿意度較高，感到自己是比較有生活能力的。

讓他選擇、自己做決定，會感覺到還是被尊重

國外做研究，發現「能選擇」、「做決定」，
是讓失智長者，滿意度提高一個很重要的關
鍵，而另外一個重點就是愛。

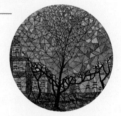

愛，指的是周遭的人給予的關懷跟關心；而選
擇，是指我們要給他，他才會有。如果每一件事情都幫
他做好好的，他都不用自己選擇自己想要的東西，他們
生活的滿意度是會降低的。

如果人家拿一碗飯菜，往你面前一放，叫你：「一定
要吃完！」你會覺得高興嗎？想必不會。可是如果餐桌
上放了幾種不同的菜餚，問你說：「你要不要選其中幾樣
來吃？」是不是會覺得開心多了。

　　吃自助餐跟吃便當，菜色選擇當然不太一樣，種類豐富多了。可是對失智的老人家，雖然要提供選擇，但是有時候給他太多選項，他反而會煩躁。所以我們要提供選擇的機會，但是選項不要一下子給太多、太複雜。

　　可以先給他兩三個選項，讓他選一個；他如果三個都不喜歡，你可以再給他另外三個。就是要用「比較少樣」來讓他選，不要一次給他十個，問他說：「你要哪一個？」他會馬上回你：「我什麼都不要。」

　　常常家屬會困惑發現，為什麼失智照護專業人員去跟病人談：「你要吃什麼？」與家屬去談效果不太一樣？因為家屬常常會說：「帶你出來吃飯，你就想想看，一路上有那麼多家餐廳，你挑一家愛吃的來吃吧！」家人可能會覺得，這路上的幾家餐廳，因為之前常光顧，他應該可以選擇想要吃什麼，但是常忽略病人的分析與辨識能力，已經受到限制了。

　　而專業人員在跟失智病患討論的時候，常會用多次與階段性的問題來詢問，例如：「你今天要吃飯、麵，還是吃什麼？」他挑選飯，就再問：「你要的是哪種飯？炒

飯？燴飯？茉飯？你想要吃哪種？」這樣的狀況，比較
可以達到互動與提供選擇的目的。

　　但有時候都已經這樣仔細詢問過了，等你準備好，
還是可能遇到他不吃的窘境。為什麼？那是他自己選的
啊？可是他忘了！即使是買個便當來回，並不需要多少
時間，可是他就忘了。他會跟你盧到底：「我不要，你買
這是什麼東西？我不要吃。」你若要是跟他爭：「這明明
是你剛剛自己點的。」他會反嗆：「我沒有！」

　　失智病人通常要看到食物，才會知道要不要吃。用
問的有時候只能「大概了解一下」，所以要約略知道他平
常愛吃什麼？準備的時候，可能還是先有幾種不一樣的
食物，省得到時候，比較不會面臨他又不吃的窘境。

　　由於失智老人對於之前食物的記憶是存在的，他吃
東西會越來越偏食，營養的部分與進食量息息相關，需
要回想病人發病前，對吃的一些習性，從中來幫忙矯正。

善用輔具資源幫忙照護

　　在中度失智時，可能開始會有一些行走上的問題，

這跟腦部功能退化有關係。因為在腦部功能開始退化的時候，會影響到他對危險性的判斷，還有對路況的判斷，平衡感與協調性也不佳。

這階段的失智病人，在走路時會變得比較不穩，比較不能預期目前的路況，應該用什麼樣子的步伐去調適？他可能會維持原來走路的步調，結果這裡有砂石，他一踩便滑倒。面對這種失智長者，如果有步伐不穩的狀況發生，有時候就漸漸需要枴杖或助行器等工具，協助行走避免跌倒。

除了行動之外，有時候因為手的動作比較不靈活了，吃飯無法自己拿筷子跟湯匙。我們可以把一些吃飯工具，加上一些特殊的設計讓他握得較穩，這樣就可以維持他自己動手吃飯的能力。

比方筷子拿不好了，因為拿筷子這個功能，也是一個高級的腦部功能，病人可能到後來不會拿筷子了；可是有一種輔具，可以在這筷子的末端加上一個 U 形的塑膠片，筷子就被黏起來了，失智老人就可以自己夾東西來吃。

　　輔具是看個人的需要提供協助，通常在中度或重度失智時，開始就漸漸會有這個需求，到重度時甚至有人會需要輪椅來協助活動。

馬王廟坡一號
關於「家庭的凝聚力」

　　人生有些事，當深深烙進靈魂的深處，與生命合而為一了，就算失智、也無法磨滅，讓人、讓事，隨之失憶！

　　年輕的唐爺爺，是隨部隊東征西討，在抗戰烽火中出生入死的軍人，即便是 2003 年以來，失智無聲無息的纏上身，如今高齡 94 歲的唐爺爺，當聽到有人在說起「台兒莊戰役」，馬上精神一振，然後，唐爺爺會告訴你：

　　「山東台兒莊那場仗，打得慘烈啊，我找了間破舊民宅當掩護，可是砲彈打過來了，逃都沒得逃，牆就轟的一聲垮了，等我被救後，左邊耳朵的聽力，幾乎沒了，只剩下右耳，要跟我在右邊兒說話，我才聽得清楚。」

　　從部隊退役後，唐爺爺經營家電買賣的生意，軍中

打下的好底子，就算開始有年紀了，生意忙時，唐爺爺
還會和年輕小夥子一起扛大家電，硬朗豪邁不減當年軍
人的氣壯山河本色。

　　而且唐爺爺身體力行講究健康，嚴格規定：做菜時
要少油、少鹽，不能放味精；米只吃糙米，麵食要全麥
的；不能吃太燙及油炸的食物；雞湯要先放入冰箱冷凍
後去油；每餐至少要有一盤深綠色的青菜；絕不准碰雞
皮、鴨皮及肥肉；在家吃飯，也一樣嚴格執行公筷母匙。

　　2004 年，不明原因的全身癱軟無力、常摔跤，讓唐
爺爺到醫院求診，在一連串的檢查後，醫師疑惑的問：
「病人過去是怎麼生活的？病人嚴重缺鈉，只有在偏遠山
區，才可能發生類似的症狀呀？」

　　原來為了預防高血壓，唐爺爺誤信廣告，規定太太
做菜只准放低鈉鹽，長期下來，血中嚴重缺鈉，以至於
全身無力。

　　醫師不禁納悶的問：「唐奶奶不是和唐爺爺天天一起
吃飯的嗎？為什麼沒缺鈉？」

　　唐奶奶只好從實招來：「每天早上吃白煮蛋時，我都

偷偷沾一般食用鹽來吃。」真相大白，連醫師都不免莞爾。

　　但是摔跤這件事，還是常發生，只好換醫院、換醫師再診斷。

　　「您有吃安眠藥嗎？」醫師問。

　　唐爺爺點點頭：「可是之前醫生開的藥，不夠讓我好好睡一覺，所以我就多吃一顆。」

　　「原因就出在安眠藥，因為您擅自多吃了安眠藥，會造成您的意識模糊，就容易摔跤；如果您是照醫囑吃藥的話，使用四腳架的助行器，走路應該是還好的吧？」

　　「之前醫生開的安眠藥，就是不能夠讓我好好睡一覺呀！」唐爺爺頗有委屈。

　　「要不，讓睡眠障礙中心，幫您做個詳細檢查！」醫師婉轉的建議。

　　沒想到睡眠障礙中心報告出來，醫師開給唐爺爺的安眠藥，對他真的是沒什麼作用的，白天昏昏沉沉睡也睡不好，晚上想睡也睡不著，唐爺爺很苦惱，家人看在眼裡很心疼。

　　摔跤，連當時診斷的醫師，也認為主因出在安眠藥

的問題上，完全沒想到和「失智」連在一起，慢慢家人
發現，唐先生怎麼莫名其妙轉性了？

　　以前喜歡的事，都不再引不唐先生的興趣，向來關
心國家大事的熱血軍人，每天習慣必仔仔細細的看幾份
報紙的，怎麼會翻都不想翻一下了？多年習以爲常的閱
讀習慣，荒疏了；生活作息，越來越明顯的日夜顛倒。

　　唐爺爺越來越沉默了，和家人的對話也越來越簡短，
有時候就乾脆以點頭、搖頭來表示。家人想要和他多講
幾句話，唐爺爺不是皺著眉頭、就是閉目假寐。

　　可是飲食習慣，卻一樣執著要少油、少鹽、不能放
味精，之前不准上桌吃的，照樣不准吃，還是沒得商量；
這點，家人曾偷偷以爲，可以放寬尺度、或許也能有所
轉變的，沒想到唐爺爺這方面倒是始終如一的堅持。

　　爲了行動不便的高齡父母生活起居能較不受限，唐
爺爺的小兒子，換住家公寓爲有電梯的大樓；加大衛浴
空間、墊高馬桶水泥座的高度、讓如廁起坐不吃力；整
間房子裡，處處都改爲無障礙空間，所有房間都沒有門
檻，特別是在衛浴間。只要是座椅，不管是沙發、是餐

桌椅，都特別訂做，加高腳墊，泡棉使用高密度較硬的
材質，以防老人家一坐陷下去，要站起來就麻煩了。

　　對高頭大馬身材壯碩的唐爺爺來說，台灣現賣的老
人家洗澡座椅偏低太矮，不方便起坐，小兒子上網跨國
搜尋，幫老爸買了適用的高椅子。一年多前，還不需要
穿紙尿褲的時候，怕行動不便的唐爺爺，會因為尿急不
小心又摔跤，小兒子貼心的買了採尿器，即使半夜尿急
了，爺爺都能不緊張的從容解手。

　　為了就醫方便，要換車前，小兒子先量了可以放下
父母兩張輪椅的行李廂空間外，直接從日本進口可以遙
控車子坐椅旋轉到車外、並且降低高度，好接乘坐輪椅
的父母，也能輕易換位置上下車的休旅車。

　　為了保持 94 歲高齡唐爺爺的體能，不要快速退化，
醫師建議每周做一次復健。因為爺爺行動不便，不是來
自於中風的肢體偏癱，而且年輕時結結實實打下了強健
的基礎，雖然摔了多次跤，也只有皮肉傷，既沒傷筋也
沒動骨。只是現在的體能狀況不方便唐爺爺自行運動，
所以只好讓復健師「督促」幫忙。

　　剛開始復健時，復健師指導唐爺爺踏步走，才過了十分鐘，唐爺爺就不耐煩了，經驗老到的復健師，突然問：「爺爺會唱什麼歌呀？可以邊走邊唱喔。」

　　想了想，唐爺爺開始大聲唱起：「怒髮衝冠，憑欄處，瀟瀟雨歇……」沒想到一曲「滿江紅」唱罷，歌聲洪亮，不僅獲得全場的掌聲，連鄰近的病人，都探頭一窺究竟。

　　復健師直誇：「爺爺中氣十足呢，下禮拜復健時，要再唱另一首歌。大家說好不好呀？」復健室的熱烈掌聲，讓唐爺爺好生信心。

　　有一次唐奶奶哼哼唱唱「月亮代表我的心」，唱到：「輕輕的一個吻，已經打動我的心」時，唐爺爺突然蹦出一句話：「馬王廟坡一號。」

　　唐奶奶先是一愣，然後笑得好開心。大夥忍不住追問：「什麼是馬王廟坡一號？」唐奶奶笑得更開心了；原來馬王廟坡一號，是唐奶奶陝西老家的門牌號碼。

　　「你的五個兒子、兩個女兒，叫什麼名字呀？」唐奶奶三不五時要考考唐爺爺：「媳婦兒呢？女婿呢？都叫

什麼名字呀？」要不，就翻出陳年照片，指著其中的人問：「這是誰呀？想不想得起來呀？」

最近一次，拿著小兒子的照片問：「你看看，他是誰？」

「我！」唐爺爺毫不思索的答。

唐奶奶和么兒面面相覷：「可見我爸年輕的時候，和我長得真是一個樣兒。」小兒子可得意了。

唐奶奶不依，硬是找出唐爺爺年輕的照片追問：「那這個又是誰？」

唐爺爺愣了一會，把兩張照片看了又看，想了又想：「這，我；那張，是小老么。」

洗澡、穿衣、如廁等日常生活，唐爺爺雖然需要幫忙，但穿著的順序還很清楚，可以自己吃飯，在家人鼓勵下，也願意用四腳助行器在家裡試著自己慢慢走走。

唐爺爺還會不厭其煩的叮嚀，因為換過兩次髖關節手術而不良於行的唐奶奶，在使用助行器時：「手要抓穩、一步步慢慢走、腳要踩穩再走。」在唐奶奶親手打點，幫忙唐爺爺處理些生活瑣事時，唐爺爺會溫柔的

說：「謝謝媽媽啊！」

　　以一個中度失智症患者的高齡老人家來說，因為有滿滿足夠的愛，讓唐爺爺八九年來，一直穩定得很好。一發現失智現象，家人團結面對，用天倫之愛陪伴與支持、鼓勵著爺爺，雖然智力退化了，但停損點被止住了。

　　愛與關懷，是讓病患能夠維持生活滿意的一個重要的因素，良好的家庭照護可以避免許多併發症的發生。例如感染、跌倒、骨折的發生，加上居家設施的改造，可以讓失智患者維持剩餘功能，這都是有利於失智照護的環境與氛圍。

麻將
關於「投其所好」

　　還記得那一天，高齡 89 歲的陳奶奶，家人一起陪著來醫院，奶奶看起來情緒低落，只要動一下她的左手，直喊著：「唉喲，肩膀好痛，別碰我！」家人在旁小心翼翼的照顧著很容易就生氣的老奶奶，只要奶奶使個眼神，就立刻遞上面紙、溫熱的茶水或是幫忙蓋好腳上的毯子。

　　從病歷知道陳奶奶是阿茲海默氏失智症的病患，最近因為一個月前跌倒，摔傷肩膀導致疼痛，還好沒有骨折。但是從那以後，陳奶奶就一直喊痛，不吃不喝，睡覺時只要碰到左手就會醒來，睡眠狀況不好，家人很擔心，如果一直不吃不喝加上睡不好，是否會生病，門診評估後安排住院。

　　在病房見到陳奶奶，她眉頭深鎖，表情痛苦，左手

根本都不敢活動，整隻手有嚴重的水腫，肩膀的關節僵硬。跟奶奶打招呼：「陳奶奶您早，今天還好嗎？」

陳奶奶沒好氣的回答：「快把我的手醫好，好痛喔。」

初步檢查了一下狀況，陳奶奶左手掌嚴重水腫，手指可以正常活動，沒有紅腫的狀況。病人的前臂可以順利的水平移動，只要不動到肩膀就不會痛。再針對疼痛的肩膀做檢查，才剛稍微動一下肩膀，奶奶的眉頭就皺起來。

「奶奶，現在會痛嗎？」

「現在不痛，但是等一下就會痛，已經痛很久了，晚上都睡不好覺。」

「那現在輕輕的幫您活動一下，會痛要跟我說。」果然醫師稍微一動到肩膀，她馬上就喊痛，看起來問題應該就是這個地方，可能需要進一步檢查，結果是左肩韌帶斷裂。

這樣年紀的病人，加上有中度的失智症，其實是不建議開刀的，所以陳奶奶就在病房接受藥物跟復健治療。一開始，老奶奶還是不敢活動她的左手，只要稍微

移動，她就會生氣，嘟起嘴巴不理人。雖然服用止痛藥物後，疼痛已經明顯的改善，手臂可以稍微抬高，水腫也漸漸消除，但奶奶還是堅持不要將手抬超過 90 度。

　　為了增加病患的手部活動，主治醫師跟家屬討論：「奶奶在家最喜歡的活動是什麼？」

　　大家異口同聲說：「打麻將，沒摔跤前，還可以通宵打麻將都不用睡。」

　　醫師一想，打麻將需要用到兩隻手，而且麻將桌通常都有一個固定的高度，也許可以用來鼓勵陳奶奶將手抬高，家屬也同意這樣做可以「投其所好」的幫到陳奶奶。

　　於是哄著陳奶奶跟家屬在光療室打麻將，陳奶奶左手若無其事的打著麻將。醫師問：「陳奶奶，麻將好不好玩，手還痛不痛？」

　　陳奶奶連頭都懶得抬：「現在不痛，今天手氣真好。」

　　醫師故意試著說：「奶奶好厲害，手可以抬高了喔！」

　　她停下來，看看自己的左手：「真的耶，我手又可以抬高了呢！」

　　醫師應和著鼓勵：「奶奶好棒喔。」

她高興地跟其他家屬說：「你們看，我好厲害哩！」

家屬們互使眼色：「媽，妳本來就好厲害的嘛！」

有一天，家人問護理長：「奶奶都不吃飯，給她東西有時候吃一口就不吃了，有時候說要吃餛飩，買回來又說要吃蒸餃，眞的是很難伺候。我們常常爲了讓她有新鮮感，去買現在最流行的東西給她吃，各式甜點她也都不喜歡。」

主治醫師去看奶奶：「手還痛不痛呀？」

陳奶奶撇著嘴：「現在比較不痛了，但是，還不可以抬高。」

「過一陣子就會越來越好，奶奶要乖乖多吃點東西。奶奶今年幾歲啦？」

奶奶毫不考慮：「我今年快五十嘍。」

主治醫師再問：「那最喜歡吃些什麼呢？」

陳奶奶想了一想，沒有回答。桌上有一盒現在流行的日式點心，主治醫師端到她面前問：「奶奶最喜歡吃哪一樣呢？」

她搖搖頭：「沒有喜歡的，這些都不好吃。」

　　主治醫師看了一下這點心，裡面有紅豆羊羹、奶凍捲等手工精緻。「奶奶妳看看，這是好吃的紅豆羊羹喔，想不想吃看看呀？」

　　奶奶看了一眼：「羊羹喔，好吃嗎？」

　　主治醫師哄著：「這是很有名的羊羹喔，一定好吃的！」

　　奶奶想一會兒：「那我試一下。」吃了一口後，慢慢就把整塊羊羹吃完了。家人看到這樣的情況，都覺得奶奶比較聽醫師的話。

　　主治醫師解釋：「奶奶現在已經退化到過去的記憶中，加上理解與辨識能力的下降，所以對於最近新的產品無法理解跟辨識。無法辨識食物的組成，自然就不敢吃，但是又怕傷了家人的心，所以只好說吃不下。」

　　「如果之後有買新的產品，可以先跟奶奶說明這是什麼做的，吃起來的味道怎樣。」主治醫師建議：「但最重要的還是要買她記憶中傳統的點心，這樣奶奶的接受度會比較高。」

　　自從家人了解這個觀念後，奶奶的食慾就漸漸進步

了，連餐點都增加進食的量；食慾跟疼痛都改善後，奶奶順利出院。

　　出院後，奶奶固定一個月回來門診一次，都是女兒與媳婦們帶著來，她的疼痛漸漸地減輕，止痛藥越吃越少，手抬得越來越高，連穿衣服也不會痛了。奶奶最高興的，當然是又可以盡興的打麻將，來回診的時候，總不忘把左手抬高，跟主治醫師炫耀：「我真的是很厲害吧！」

輪椅
關於「用進廢退」

　　叫號後，一位中年男士先走進門診，告訴主治醫師：「等一下我父親會進來，希望您可以勸他坐輪椅，因為最近他走路有點不穩，坐輪椅比較安全。」

　　病患進來了，是 82 歲的謝爺爺，曾經在住家附近走失，尋回後經診斷是中度失智症。病人以前曾經有中風的病史，所以走路步伐是不穩的。

　　門診主治醫師觀察他的走路姿態，如果不拿拐杖，走路沒有人攙扶，還可以勉強維持平衡。但如果有拿拐杖，可以穩定與平衡，但步伐仍嫌小、且速度稍慢；手腳的肌肉力量正常，神經反射正常，但末梢的振動感覺比較不敏感。

　　謝奶奶在一旁表示：「我說還不到坐輪椅的時候嘛，

他自己也想要能走盡量走，可兒子就是不放心。」

　　經過評估之後，主治醫師想聽聽兒子意見：「怎麼會想要父親坐輪椅呢？」

　　他回答得也是情有可憫：「如果我爸坐輪椅就不會常跌倒，我也不需要時常提心吊膽，他每摔一次，我都至少一兩個月要兩頭忙，一直向公司請假，也不是辦法。但是他就是不想坐輪椅，可以請醫生評估一下，如果真的需要輪椅比較好的話，請跟我爸爸建議。」

　　主治醫師看著檢查結果：「目前爺爺的狀況只需要柺杖就可以，還不需要坐輪椅，失智病患不管在哪一期，只要活動能力尚可，應該讓他多活動，因為這可以讓他們的體能維持穩定，減少功能的退化。」

　　在台灣，輪椅的使用非常普遍，有時候可以自己走路的人，家中也會備有輪椅。輪椅有增加活動度的優點，所以病患可以輕易地到每個地方，家人在照顧上，初期也會比較方便，尤其當病患還可以自己從床上移動到輪椅的時候。

　　但長期來說，輪椅會減少活動量，可能會導致食慾

不振、失眠、便秘等相關的疾病，這都是失智照護後期常見的問題，太早使用輪椅的病人更加常見。

　　失智的病患，要勸他不用輪椅多活動，有時候是很困難的。如果你認識一個失智病患很愛走路的話，記得一定要多鼓勵他，因爲這對他的身體是有很大的好處。

　　如果遇到非常不喜歡活動的失智病患，可以改用遊戲的方式進行各種活動，讓他在不知不覺中就活動了身體的各個部位，而活動的選擇可以是他本來就喜歡的事情，例如跳舞、打麻將、種種花草、寫寫書法等等，只要他喜歡，就是好方法。

吃軟不吃硬
關於「溝通技巧」

　　許伯伯，89 歲，中重度失智症患者，育有一兒一女，太太已經過世，平常是兒女同住照顧。最近因為在家活動減少、不進食、不睡覺，造成許多照護的問題，所以來求診。

　　檢查後，發現許伯伯除了下背疼痛之外，沒有其他新的身體疾病，經過疼痛藥物治療後，疼痛、食慾、活動、睡眠都有所改善。

　　兒女要上班工作，所以白天許伯伯在日托中心，傍晚接回家兒女自己照顧。夜裡常需要起來上廁所，要幫忙協助，因此兒女的睡眠品質也不好，長期下來很疲憊不堪。

　　門診時觀察兒女與許伯伯互動，發現兒女會將醫護

人員說的話，用來當作病患的行為標準。常會語帶警告：「醫師說你要多運動，到戶外呼吸新鮮空氣、曬曬太陽；物理治療師說你要抬腿訓練力氣；營養師說你要多吃東西……」

如果許伯伯不配合，兒女就會用命令的口氣威脅：「你就是要聽話，如果你不做，以後就沒有人會理你。」

這時候，許伯伯常會有抗拒的狀況發生，抗拒站起身、抗拒吃東西、甚至有攻擊的行為，讓兒女很挫折，不知道該拿爸爸怎麼辦？

這樣的問題，並不只有他們會遇到，很多家屬都會有同樣的問題：「已經盡心盡力照顧了，病人為什麼都不能接受？不能彼此體諒一下嗎？」要解決這個問題，需要從了解失智患者的心態出發。

失智的病患，隨著疾病的嚴重度增加，對語言的理解能力減低，判斷與執行能力降低，但是對於情緒的感受度，有時不減反增。有時候我們會覺得病患變得太敏感，很多話根本是他想太多，病人總會錯意，覺得人家對他不好。

　　大家可以模擬一下這個情境，當我們到一個語言不通的國家（比擬失智病人的語言理解能力降低），當地人用很快的說話方式對你說話的時候，因為你不太理解他的話語內容，你會感受如何呢？

　　大多數的人，應該都會直覺去感受話中的語氣、跟說話人的表情吧？當我們說：「多吃一點！」的時候，用帶著微笑，緩慢柔軟的語調說，比起皺著眉頭、急躁大聲的說，對方感受到的情緒，肯定是不一樣的。

　　雖然聽到的字句是一樣，感覺上的差異卻很大，照顧失智患者，多想想他感受到的情緒，把對話的內容錄音下來，自己聽一下，也許就能夠知道該怎樣去改進。但最重要的還是照顧者，也要懂得怎樣紓解自己的壓力，適時地尋找出口或外援資源協助。

螞蟻
關於「生活無法自理，但記憶力仍佳」

「很討厭呀，螞蟻老爬我一身！」

82歲的榮民林伯伯，住在榮民之家，這一年來，他會隨手將食物放在身上衣服的口袋，由於少換洗，又忘記清理，常常東西都放到壞掉，難怪會招惹螞蟻。

旁人跟他擦身而過，都忍不住掩鼻而行，林伯伯身有異味，無法自己清理，也不覺得要洗個澡或換身衣服。加上有尿失禁問題，身上常有一股小便的味道，自己也不以為意。

因為洗澡需要他人協助才可以完成，或許是這樣，林伯伯自己更不喜歡洗澡了；三餐都需要人家幫忙餵食，要是人手忙，沒辦法慢慢兒的哄，他就不吃飯也無所謂。林伯伯個性變得比較容易激動，有時候會有一些暴

力的行爲衝突，好在並不常見。

除了這些之外，林伯伯跟人家對談其實沒有障礙，可以了解對方的問題，也可以針對問題作回答。做失智評量時，給他記三樣東西之後再問他，雖有點遲疑，但仍可以答出來。林伯伯算是生活無法自理，但記憶力仍佳的「自我照顧能力受損」的中度失智患者。

倘若問他幾個簡單的問題，例如：撿到東西該怎麼辦？在一分鐘內回答四隻腳的動物有幾種？他的分數都是偏低跟判斷有問題。空間繪圖方面也出了問題，無法畫出兩個相交的五邊形，也無法適當的畫出時鐘的數字。這些表示林伯伯對於事情處理的判斷力，與空間規劃能力開始有所缺損。

失智的症狀，並非都是從記憶力不好開始，有些類型的失智會從個性改變、或是語言功能喪失開始出現問題。所以當發現一個人的行爲、個性、判斷力、空間感，突然出現問題的時候，不要覺得就是老來固執，有時候也需要考慮有沒有可能是失智症的早期症狀，及早尋求專業的協助，對病情的控制與改善，會有很重要的影響。

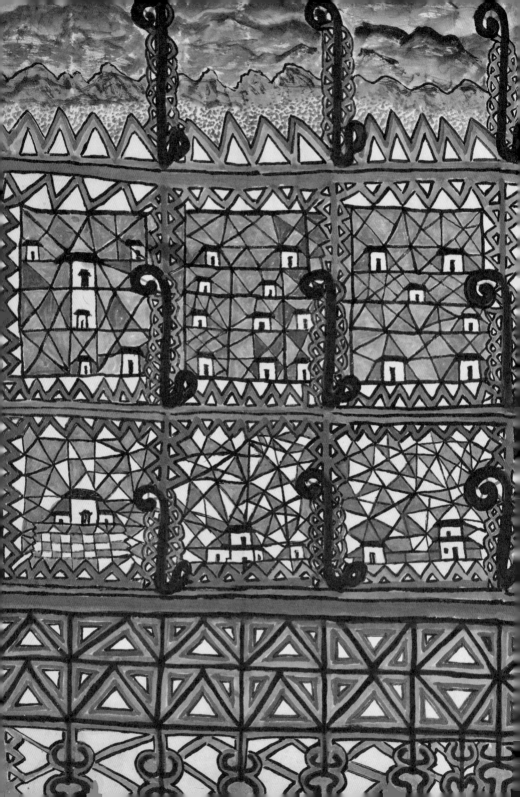

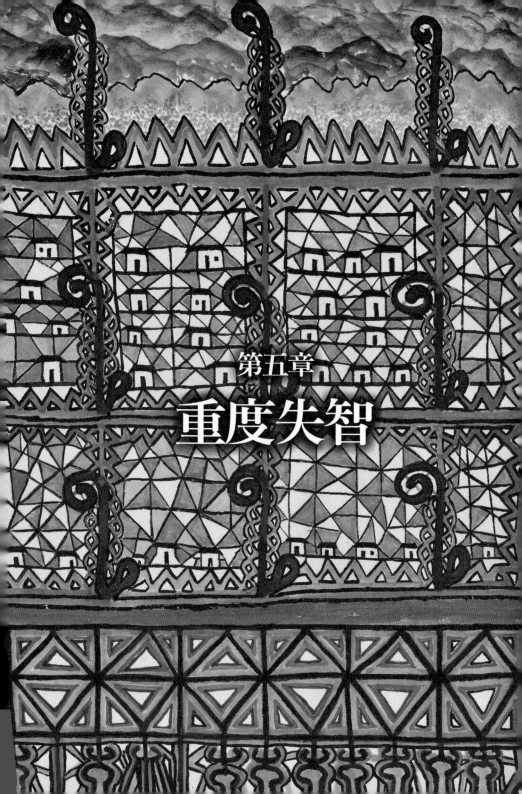

第五章

重度失智

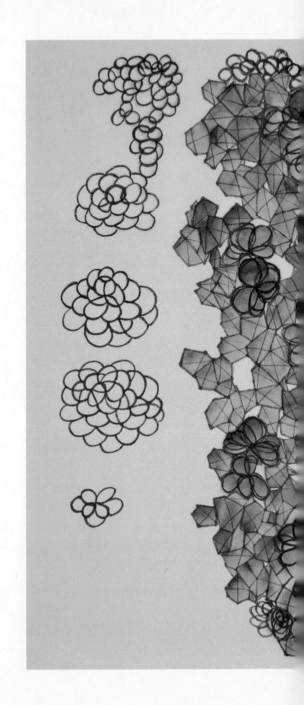

花若有情，
花亦憔悴
黯然神傷……

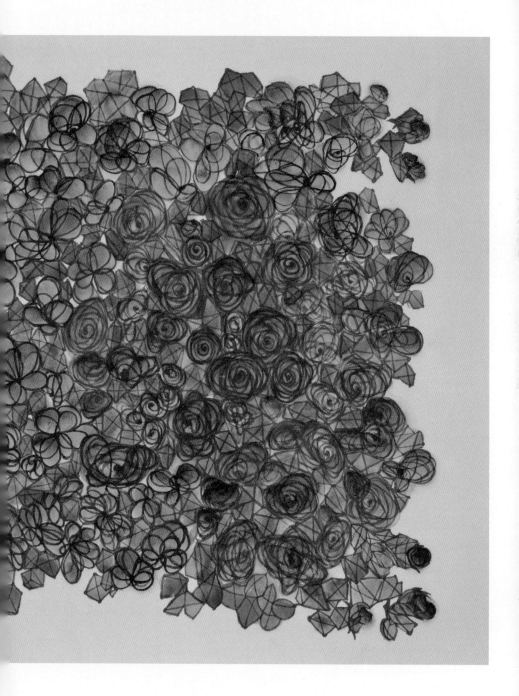

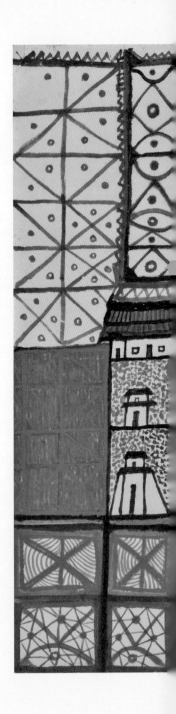

我的心思我的畫，
怎麼就有連我也不懂的
密秘藏在其中……

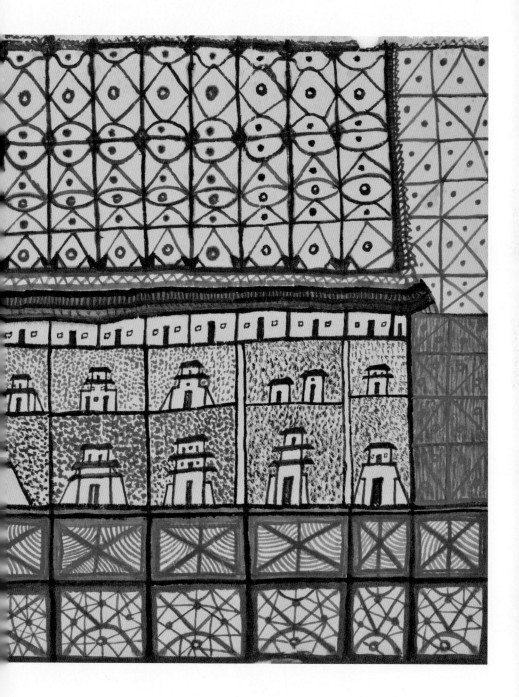

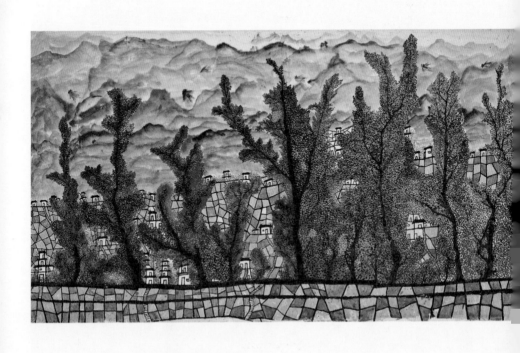

天上飛的是鳥？是……

無法避免的冷漠
解碼病情

面對重度失智的個案，整個照護的問題就漸漸地轉移到一般日常生活照顧方面。在重度的失智個案中，有很大比例的人，會有日常生活功能缺損的問題，甚至嚴重的時候會不吃不喝，非常的冷漠。

感傷的「返老還童」

隨著腦部功能持續的減退，失智的長者漸漸無法照顧自己，即使是簡單的穿衣、吃飯、洗澡、上廁所，都變那麼的困難，彷彿回到嬰兒時期需要人家照顧。

但跟嬰兒不一樣的是，隨著時間過去，嬰兒會長大，會照顧自己，但失智老人會隨著時間更加的退化，終至完全失去生活能力。

　　所以老年失智個案，是在走一個腦部功能與身體功能的時光倒退。如何才可以清楚的認知病人目前的腦部與身體功能？藉由了解病患的疾病狀況，多包容與體諒，這是很重要的家人或照顧者學習。

　　照顧失智病患是一條漫漫長路，一條病人逐漸跟親愛家人越來越模糊遺忘的辛酸路，即便如此，讓我們在還有機會跟病人相處的時候，多了解他們一點，相伴分享生活中的酸甜苦辣。

不理不睬

　　面對重度失智的個案，整個照護的問題，就漸漸地轉移到一般日常生活起居作息方面的照顧。

　　隨著腦部功能的退化，記憶無法維持，判斷能力缺損，失智的老人將面臨無法運用經驗、周邊資訊，幫自己做判斷。無法做正確決定與忽略自己的感受，常導致生活上需要嚴重的依賴，需他人協助，來維持基本的生活能力。

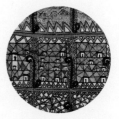

不吃、不喝、不洗澡、不活動、不理睬人，是末期失智常見的症狀。

有時候照顧者會以為病人就是個性轉變，不愛乾淨、挑食或是跟誰鬧脾氣才會這樣，其實這些症狀都跟腦部功能的缺損有關。

腦部功能退化之後，做事情的動力就會明顯的下降，加上病人對於自己與他人的狀態，無法有明顯的感受，容易忽略身邊的人、事、物，所以容易讓人覺得病人很冷漠。

失智病患對於複雜事物的操作有困難，這樣的狀況在晚期更加的明顯，一些事情只要步驟太多，即使是平常看來簡單的事，都有可能讓失智長者感到困惑。洗澡這件事就是一個很好的例子，關於洗澡，就可以拆解成以下幾個問題：

● 知道自己有洗澡的需要。

● 準備適當的換穿衣服。

- 找到浴室。
- 脫衣服。
- 抹肥皂、沖水。
- 擦乾身體。
- 穿衣服。
- 髒衣服要洗。

　　這些看似乎很簡單的步驟，只要有一個部分順序錯誤，洗澡這件事情就變成了大災難。先脫衣服才進浴室、洗完澡沒有穿衣服、淋溼身體才脫衣服、覺得自己不髒不需要洗澡、穿衣服抹肥皂等等，各種奇怪的組合都可以出現，但是失智的病人，沒有辦法知道這樣有什麼問題，他們只是做他們自己認定知道的「洗澡流程」。

耐心與用心

　　當病患出現各種冷漠或不配合的態度時，照顧者需要花點時間，觀察為什麼？是病人的因素？或是照顧者的因素？逐一地排除可能的原因，並提供病患「適當」的協助。

　　所謂的「適當」，就是能夠依照病患目前的狀態提供協助，用最少的協助，來幫助失智病患可以自己完成一件事，維持他的基本生活能力，讓他的生活功能被盡量的被保存、使用。

　　如果經由口頭提醒或示範就可以讓他做到，那就不要幫他做；如果需要幫他做一件事，也只要協助有問題的那一小部分就好，不要全部幫他做，這樣才能達到保存剩餘功能的目的。

哄
關於「飲食」

　　78 歲退休的饒經理，因為公務關係，常需要跟外國人接觸，所以平常喜歡跟醫護人員用英文打招呼，但說來說去總是那幾句：〝Good morning!〞、〝Great.〞、〝How are you?〞讓大家覺得很有意思。

　　這次住院因為肺炎導致的發燒與咳嗽，體力太衰弱，無法進食，到急診便用上了鼻胃管灌食，又因為尿滯留關係，插上了導尿管。送到病房，他不再跟我們打招呼，只是輕輕的點頭，嘴巴好像要說話，但是卻發不出聲音。

　　這是饒經理第三次住院了，每次來住院，總是會發現他身上有瘀青，詢問發生的原因，饒經理顧左右而言他推說：「自己跌倒的。」

　　但家屬告訴醫護人員：「他在家裡很不配合照護，常

會發脾氣，叫他要聽話，他總是不聽，還會有攻擊與妄想的狀況發生。」

　　一開始，照護團隊也很小心地去評估是否有這些問題，但這些問題在住院中並沒有發生，病人雖然體力不好，但能走路的時候，就會在外籍看護攙扶下，走幾步路，晚上睡眠雖然有時候會凌晨三、四點就早起，因為在醫院與家中有很大的差異，但也靜靜地躺在床上。一開始不太清楚爲什麼會這樣，但後來追問才知道是不當照護觀念造成的問題。

　　在家中，如果饒經理不吃飯，那個過程會是這樣：

　　家屬質問：「你爲什麼不吃飯？」

　　饒經理回答：「吃不下。」

　　「吃不下也要吃呀，要不然沒有營養，你餓死了，你自己負責。」

　　饒經理垮下臉，生起悶氣不說話。

　　「你說話呀，到底要不要吃？不吃就不要吃，餓死算了。」

　　饒經理激動的把食物掀翻到地上：「No，你兇什麼？」

　　家屬因為長年照護的壓力累積，轉而對病人的不配合感到不滿；病人也常因為家屬的負面情緒表現，導致情緒很低落或是很激動，最後做出一些讓大家很「火上加油」情緒化的困擾言行。

　　同樣的問題在醫院也會發生，但護理同仁是這樣處理的：

　　護士會問：「伯伯，您現在想吃飯嗎？」

　　饒經理搖頭不說話。

　　護士再問：「為什麼不想吃飯呢？是不餓嗎？」

　　「對，現在肚子飽飽的，剛剛才吃過飯。」

　　家人在一旁馬上反駁：「他剛剛哪有吃東西？早餐六點就吃過了，現在都中午 12 點了。」

　　饒經理聽到有點不悅，但是沒有說話。

　　護士笑笑：「那我們等一下再吃好嗎？」

　　饒經理點點頭。

　　過了十分鐘，護士又再去問：「伯伯，您現在想要吃飯了嗎？這些東西是您最愛吃的菜，有青椒肉絲、獅子頭、冬瓜湯，您想不想吃一點呢？」

饒經理看一眼：「好！」就拿起湯匙自己吃起飯來。

很多看起來似乎很難處理的照護問題，有可能是照護者自己的態度所造成的。病患因為疾病的關係，無法很好的控制自己的情緒，這時候，他們常會反射我們的情緒，就像一面鏡子，我們生氣，他就生氣，我們和顏悅色，他就平靜許多。

失智患者會不吃飯的原因：一個是生理的問題，一個是心理的問題。生理就是失智的長者，隨著他的疾病的進程，可能會導致活動度減少，很多失智也許是各種慢性病造成的併發症，導致身體功能不好，所以當然食慾也不好，這個就沒有辦法勉強了，因為這是疾病的關係，我們只能盡量鼓勵。

另外一個部分是身體的功能，都沒有任何的明顯問題，可是他就是不想吃東西。但是只要是他想吃的東西，再多也吃得下。原因可能出在他對對食物的組合、味覺、或是外觀不滿意。這些會取決於什麼？都是個人主觀意識，沒得講；但是我們可以盡力的配合，提供他喜歡的飲食。

　　還有一個是對食物的認識度不夠，遇過一個病人家屬抱怨：「每次都去搶團購，買些很新奇的東西來給我媽吃，可是媽媽只看兩眼都不吃。人家說這種手工餅乾很好吃，這奶凍捲很有名，然後這個牛軋糖是多與眾不同……我媽頂多瞧一兩眼，都不愛吃。」

　　因為在她媽媽記憶裡面沒有這些新奇食物，我們會提醒家屬：「媽媽年輕愛吃什麼，以她那個時代來看，是什麼鳳眼糕、桂花糕、雪花片之類、一些古早味的點心。是那些我們現在可能沒有在碰的零嘴，要不要試著去買這些她四五十歲愛吃的東西？這些零食，才能符合她的記憶。」

　　那個她年輕年代不見得有的食材，現在要她嘗的這些東西，在她腦袋裡面是一點記憶都沒有。所以她看到只會覺得：「這是什麼鬼東西？這能吃嗎？是不是拿一些不能吃的東西來害我？」即便是自己兒女，也都是一樣會猜疑。

　　失智老人家只會單純覺得：「這個東西我怎麼沒印象？不像是食物，沒有能吃的東西會做成這樣。」如果要

以三四十年前的眼光來看現在的食物，說不定你也會覺得，那些食物會可口好吃嗎？

　　早年很單純海綿蛋糕，現在已經少見，那個年代的蛋糕，哪有人家在蛋糕上面擠一些很奇怪，五顏六色的東西？失智病人會說：「蛋糕不是長這樣子；吃起來那個味道更古怪，為什麼現在蛋糕有一堆紅紅有綠綠、還黃黃的？這能吃嗎？」儘管也是出自孝心，家人買一些新奇的東西給病人吃，看他胃口會不會好一點？但病人看都不看一眼，遑論還要吃？

　　「去買些傳統的吃食試試。」家屬若接受醫師這樣的建議，結果病人吃的量就變多了，家屬也覺得病人好像比較好照顧了。以前都會覺得怎麼買，病人要嘛就把它丟掉，要不就把東西一直擱著放到壞。現在他們買回來，病人會多少吃一兩口。抓到訣竅後，就比較沒有吃東西的困擾，因為知道老人家要吃的東西，是過去的口味、跟過去的懷舊記憶。

　　而心理的部分主要是跟照顧者態度有關，當病人家屬，變成疲憊的照護者時，自己常忘記照顧自己，在日

常飲食與睡眠都因過勞而變得很隨興，所以常有三餐不繼與睡眠中斷的問題。過度勞累，更容易有負面情緒，這負面情緒會影響到病患的言行問題，導致雙方更嚴重的衝突，如此惡性循環，有時甚至出現照護者先崩潰，或與病人大打出手的狀況發生，所以病患就更不可能配合進食。

當照顧者發現自己的注意力無法集中，很容易因為一些小事情生氣時，就要注意到自己已經過勞了。這時候需要向家裡的其他成員，或是朋友尋求協助，無論是實質的協助照顧或是心靈的支持，都對照顧者很重要，千萬不要自己一個人憋著硬撐！

瀑布處方
關於「用藥」

　　這是今天最後一位門診病人，看了病歷紀錄，徐爺爺，84 歲，是第一次轉診來看高齡醫學科。

　　一位外籍看護推著輪椅帶病人進來，病人大女兒陪著進來。在跟病人打招呼後主治醫師詢問：「爺爺今天來看診的原因是什麼？」

　　徐小姐搶著回答：「因為有慢性病科別的醫師說，我爸的病太複雜，需要有整合的照護，所以就建議到高齡醫學科來給這邊的醫生看看。」徐小姐拿出一張詳細記錄各種病情的單子，上面寫滿了症狀：頭痛、頭暈、便秘、水腫、睡眠日夜顛倒、白天嗜睡、晚上躁動、不停講話、流口水、夜晚頻尿、偶爾會喘、有幻覺、食慾不振、記憶減退……

　　徐爺爺是一位頭部外傷後導致失智的病患，兩年前頭部外傷導致右邊偏癱，之後徐小姐就申請外籍看護工，跟媽媽一同照顧父親。約在半年前，媽媽因爲急症快速過世，留下女兒一個人要負擔照護的責任。

　　媽媽在往生前，特別交代徐小姐：「答應我，一定要好好照顧爸爸。」徐小姐一直以來，的確是很細心的照護著父親，帶他到處看門診，處理各種醫療問題。

　　檢視徐爺爺服用的藥物，幾乎各種症狀都有相對應的藥物在使用，包括：止痛、抗眩暈、氣管擴張、抗精神藥物、安眠藥、抗焦慮藥、抗憂鬱藥、軟便藥、降血壓藥、攝護腺肥大控制……

　　住院後的第一步是先進行基本的檢查，發現徐爺爺有輕微的心衰竭、血壓偏低與腎功能低下，沒有感染的狀況。因爲精神狀況不佳，影響意識或容易有副作用的藥物，就先簡化或停用。飲食限鹽並減少降血壓藥物，白天照陽光，並安排復健活動來幫忙調整睡眠周期。

　　漸漸地，徐爺爺食慾進步了，水腫消退了、排尿狀況改善、晚上睡眠狀況也進步，可以放心的徐小姐臉上

也多了一點笑容。精神變好的徐爺爺，會主動跟醫護人員說謝謝，偶爾還會對我們笑一笑。

照護失智症的患者，所面臨的並不只是失智症，失智的病人也會有慢性病，也會有急性疾病，但是因為表達方式不佳，所以常會有被過度、或是缺乏治療的狀況發生。

在藥物的使用上，因為多種病症的關係，所以常使用多種藥物，各種藥物間常會有交互作用與副作用。雖然如此，並不是說使用太多種藥就是錯誤的，重點不是藥物的種類，而是藥物是否是需要的？是否有治療的效果？

所以家屬可以協助製作藥物使用的清單，逐一記錄當初醫師開立某一種藥物的原因，當短期問題解決時，就要考慮藥物減量或是停用的可能性，如此才可以讓藥物的使用最有效率與正確。

因為老人常會有多種的疾病與症狀，有些部分並非藥物可以處理，復健、飲食、活動，有時候是比醫藥重要。但是家屬在照顧這類病患的時候，尤其是失智的個

案，常會擔心自己做得不夠好，是否還有許多狀況沒有掌握到，所以會對於每個細微的症狀都感到非常擔心，長期下來常導致憂鬱與焦慮的情況發生。

其實家屬需要的，是大家的肯定，身邊親友的支持與鼓勵；他們不懂專業的醫療照護技術與疾病心理學，他們常對自己照護失智病患沒有信心，也是會害怕擔憂的。

這就有賴於失智照護專業人員，提供照護技巧的諮詢，藉由增進照護者的照護技巧，降低他們的焦慮與擔憂，並告訴他們如何照顧是好的照護方式，那些部分是無法避免需要接受的缺憾，這樣才有可能不會因為過高的期待，導致照護者有過高的壓力與心理負擔。

我累了
關於「黃昏症候群」

　　每到下午四點左右，賀伯伯就會想要跑到房子外面，嘴中一直呼喊著：「我要回家，我女兒在家裡等我。」

　　四點多，陳伯伯就會在走廊走來走去，口中念念有詞，說著讓人聽不懂的內容。

　　王伯伯一到傍晚五點，就會開始抓個人談：「過去那個誰對我不好，誰騙了我好多錢……」，要不就頗有敵意的看到人就問：「是不是你偷了我的錢？」

　　這些失智病患可能得了「黃昏症候群」。

　　所謂的黃昏症候群，就是失智病患在下午或傍晚時產生混亂或是行為改變的情形。造成黃昏症候群的原因包含了：

●睡眠周期、或是規律性改變，所以睡眠變得片斷而不連

續。

● 心理或生理的疲累所造成。

● 受到傍晚低光度照明或是陰影所影響。

● 更換照護者所導致。

　為了降低黃昏症候群，可以用這樣的方式來處理：

● 設計白天的活動與照光，可以有助於夜晚睡眠的連續性。

● 盡量避免白天小睡。

● 含咖啡因的飲料（茶、咖啡）限制在上午飲用。

● 在下午提供重複性與簡單的活動，降低病患的腦力消耗。

● 在下午到睡覺以前，增加室內的照明亮度。

● 避免晚上的干擾與噪音。

● 使用晚上的小夜燈。

● 平常家人盡量多來探訪或打電話。

　　為了達到這些要求，需要盡量地維持病患的體能，在下午的時候安排一些簡單，重複性高的活動，讓他即使在判斷力與體力不佳的狀況下，仍可以輕鬆進行的活

動，這樣可以有助病患度過這段時間，減少行為的干擾。

　　黃昏也是晚餐的時段，所以有時候病人會拒絕進食，這也常讓照顧者很困擾。面對這樣的問題，可以先暫時安排簡單的活動，轉移一下注意力；等行為問題較穩定之後，再提供餐飲食物。雖然進食時間稍微偏晚，但卻可以避免正面的衝突，也可以兼顧到病人的營養狀況。

想當年吶
關於「懷舊治療」

　　87 歲的尹先生，從軍旅退伍後自己經營生意，為家庭和栽培孩子付出許多，現在兒女大了，各自嫁娶，家裡只剩太太和尹先生兩老同住。

　　八年前開始，尹先生懷疑有人偷他的東西，常把東西「很小心特別」收藏起來，要用的時候東西找不到了，就懷疑東懷疑西，動輒指責：「有小偷在家裡。」搞得尹太太照顧他生活起居外，精神上也壓力很大。

　　尹先生算很早就經醫師診斷，有輕度失智的情況。六年前，太太因病過世，孝順的獨生子，立即就將工作做調整，與太太輪流有人在家中，和外傭一起照顧尹先生。

　　當兒子接手照護後，開始搜尋各種失智照護相關的

書籍與新知，並且只要陪著爸爸門診，就趁機與醫護人員討論照護上的各種問題。兒子在了解失智照護是需要全面性與整體性的規劃後，設計出一套自己照護病患的紀錄表，不僅可以給醫師做就診的參考，也持續依照尹先生的病程，隨時進行生活與飲食的調整。

尹先生兒子的紀錄中，包含了飲食、睡眠、身體活動等訊息，每天也安排閱讀書報、照片認人、記誦地址、回顧人生重大事件、手部精細運動、腿部行走與站立訓練……。

在尹太太過世前，兒子長年在外地工作，加上對父親早年在大陸時期的生活並不清楚，當尹先生就學時期的同學，邀台灣僅存的幾個同學到大陸做「返鄉懷舊之旅」時，尹先生兒子特地跑趟門診，請教醫師意見。

評估後，主治醫師說：「以尹先生的體能來做這趟旅行是沒問題的，沿途用藥我會處理。 這趟的返鄉之旅，不但可以幫助尹老先生提取遠程記憶，還能幫他重整思緒組織與表達能力，這對維持腦部功能是很有益的。」拍拍尹先生兒子肩膀，主治醫師有所感慨：「只是你一路上

得多辛苦了，難得你這麼有心的照顧父親。」

　　請了年休假，尹先生兒子毫不考慮的陪父親走這一
趟。

　　藉著這趟旅行機會，帶父親返鄉，一路上聽父親老
同學談：「想當年吶……」重新認識一個他不曾用心了解
過的父親，從兒時故居、老家的吃吃喝喝口味、生活習
俗中，重新回顧父親早年的生活點滴。

　　這一路上，尹老先生興致很高、胃口很好、很樂意
聽兒子的安排。有時會抓著兒子說從前，即便是老家祠
堂邊的一棵老槐樹、田中已見乾枯的水塘，老先生重複
呢呢喃喃唸著，說著說著，時而興奮時而泛著淚光。

　　尹先生兒子沿路對父親的照顧，贏得大家的稱讚，
他只是謙虛的希望：「父親一生在戰亂中顛沛流離，老家
是他深埋遠藏的記憶，幫父親能夠舊地重遊，重溫他早
年的經歷，也讓我對於他的照顧，有所助益。生不逢時
辛苦了一生，現在換我照顧他，理所應當的。」

　　尹先生的兒子，是一位很特別的病人家屬，很少會
看到非醫療專業的人，能在了解失智症方面，有不輸醫

護人員的見解，而且即知即行，認真和有毅力的持續下去。從他了解失智症的特色、帶父親回到過去的記憶，千里跋涉做懷舊治療、了解年輕時的生活背景、安排規律活動、注意營養、進行職能與物理治療活動，令醫療團隊非常讚嘆與佩服。他做到的並不僅僅是一個孝順兒子的角色，也同時扮演好一個不輸專業「治療師」的角色。

　　目前有關家屬失智照護的課程，各地的失智照護協會或組織，都有免費的課程可以參加，希望大家有機會也可以多多參與，可以先從台灣失智症相關的幾個網站上尋找相關的資料（如書後附錄），如果家中有失智長者，也可以跟尹先生的兒子一樣，將學到的知識應用在病患身上，實際的改善病患的生活品質。

在那遙遠的地方
關於「譫妄症」

　　一位 94 歲高齡的于老奶奶，平常一個人住在鄉下，基本生活都可以自理，洗衣、購物、買菜、煮飯、整理家務，每天清早，還會來回走上一小時，到村子口的土地公廟燒早香，保佑一家大小平安；除了天候不佳以外，天天都不缺席。

　　有一個禮拜，于奶奶因為身體不舒服無法出去散步，連每天的日常家事都無法自己做，好在鄰居串門子發現，趕緊打電話叫兒子回來，送老媽媽去看醫師。

　　到了醫院，胸部 X 光看起來，有明顯心臟擴大與肺積水的徵狀，是明顯心衰竭的表徵，醫師立刻安排住院接受治療。有天半夜，于奶奶突然想上廁所，又體貼兒子白天工作晚上留院照顧，擔心這麼多天來都睡不好，

所以沒有叫兒子起來，自己一個人試著摸下床，但身體太虛弱、加上燈光昏暗，就在床旁一個沒踩穩跌倒了。

這一跌，就跌出病來，右邊髖關節骨折，骨科大夫擔心于奶奶年齡太大，所以選擇不開刀治療，改用足部牽引。但陳奶奶的皮膚狀況不好，牽引無法使用太重的重量，效果並不顯著，只能稍微限制她的活動，減少一點疼痛。限制活動也導致了老奶奶右腳深部靜脈栓塞，右腿的腫脹更加嚴重。

髖部疼痛、食慾不振、睡眠混亂與泌尿道感染等等，讓老奶奶產生了譫妄。譫妄是一種意識混亂的狀態，常常跟疼痛、脫水、食慾不振、睡眠混亂、感染、使用藥物相關。因爲譫妄，所以意識狀態時好時壞，有時候清醒會說一點話，但是內容難以理解，但大多數時間都是昏睡中。

這樣的狀況在跌倒後維持了一個月，雖然意識狀態變得比較清楚，但卻發現不認識孫子們，就算是自己的子女也有時候會叫錯名字。

在醫院的時候，睡眠日夜顛倒、弄不清楚現在是白

天還是晚上、常一醒來睜開眼：「你是誰？現在是什麼時候了？我是在哪裡？」搞不清楚身處的時空背景，看起來于奶奶的時空感與記憶力都有了明顯的缺損。

直到出院，老奶奶都無法恢復到原本「老康健」的狀態，因為連簡單的吃飯、盥洗、如廁、行走、備餐都無法自己一個人處理，所以出院後兒女安排轉到養護中心繼續照顧。

在養護中心中，于奶奶的狀況從一開始的無法溝通，漸漸的會唱歌、會聊天，雖然還是無法清楚的記得每一個兒女的名字，但經過提醒，會短暫的記得，然後很不好意思的低頭害羞。

無論大家怎樣的努力，但總是無法回復到原先那個意識清楚，生活能自行打理得很好的狀態。她自己人常哼起童年時的一首日本歌謠「桃太郎」：ももたろうさん、ももたろうさん……沉浸在一個看似自得其樂的世界，只要不去打斷她，就那兩三首歌，她可以一再重複哼哼唱唱大半天。

失智症狀並非都是因為長期的腦部功能退化所造成，

有時候感染、藥物、疼痛、脫水、休克、中風等等，常
使腦部功能受到損傷，在老年人身上甚至會出現譫妄狀
態，這些相關疾病，都會增加失智症的發生率。

　　事先偵測譫妄的危險因子，並進行譫妄的預防，這
在老年人住院的過程中，是件很重要的事。當老年人住
院時，除了處理造成住院的急症外，還需要考量到其他
可能的併發症，並同步預防這些併發症的發生，這樣才
能讓住院對老年人的傷害降到最低，因為急性病症導致
的失智症，也才能有效的預防。

譫妄的危險因子包括：

● 人口學特性：年齡大於 65 歲，男性。
● 精神、認知功能狀態：
　認知功能缺損、有譫妄病史、憂鬱症病史、
　生病前的人格特質、社會疏離。
● 身體功能狀態：
　日常活動依賴他人、低度活動習慣、曾有跌倒病史。
● 感覺缺損：視覺、聽力缺損。

● 減少進食：脫水、營養不足。

● 藥物：酒精濫用、多種藥物與精神藥物使用。

● 內科疾患：多重共病、慢性腎臟與肝臟疾病、
神經疾患 (例如：中風)、代謝功能異常、骨折或外傷、
疾病末期、HIV 感染等

譫妄的誘發因子包括：

● 使用藥物：
使用多種藥物、鎮靜安眠、麻醉藥物、
具有抗乙醯膽鹼作用的藥物、酒精或藥物戒斷。

● 原發性神經疾患：腦中風、顱內出血、腦膜炎或腦炎。

● 環境因素：
入住加護病房、身體約束、放置導尿管疼痛等。

● 內科疾患：
感染、嚴重急性疾患、休克與缺氧、發燒或低體溫、
貧血、脫水、營養不足、代謝功能異常。

● 外科手術：
骨科、心臟外科 (尤其有進行長時間體外心肺循環)、

其他緊急手術等。

●長期睡眠剝奪。

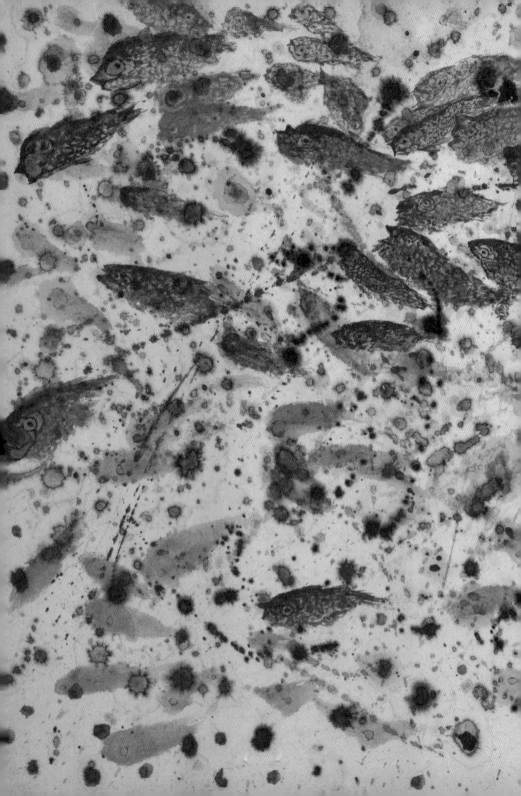

第六章

失智評量表

AD-8 極早期失智症 篩檢量表

　　若勾選篩檢量表中的「是，有改變」，代表認爲在過去幾年中，有因爲「認知功能」、「思考」和「記憶」問題，而導致的改變。

1、判斷能力上的困難：例如落入圈套或騙局、財務上做了不好的決定、買了對受贈者不合宜的禮物

　　□是，有改變　　□不是，沒改變　　□不知道

2、對活動和嗜好的興趣降低

　　□是，有改變　　□不是，沒改變　　□不知道

3、重複相同的問題、故事和陳述

　　□是，有改變　　□不是，沒改變　　□不知道

4、學習使用工具、設備、和小器具上有困難：例如電視

遙控器、音響、冷氣設定、洗衣機、熱水器、微波
爐、瓦斯爐……

□是，有改變　　□不是，沒改變　　□不知道

5、忘記正確年、月、日

□是，有改變　　□不是，沒改變　　□不知道

6、處理複雜的財務有困難：例如收支平衡、報稅、繳費
單付帳……

□是，有改變　　□不是，沒改變　　□不知道

7、記住約會時間有困難

□是，有改變　　□不是，沒改變　　□不知道

8、有持續的思考和記憶方面問題

□是，有改變　　□不是，沒改變　　□不知道

資料來源：台北榮總高齡醫學中心

失智症的十大警訊

一、記憶減退影響到工作

　　一般人偶爾會忘記開會時間、親朋好友電話、過一
　　會兒或經提醒會再記起來；但失智症患者忘記頻率
　　越來越高，而且即便一再提醒，也無法想得起來。

二、無法勝任原本熟悉的事務

　　走錯回家的路，家庭主婦不知道如何採買購物、煮
　　飯做菜、對鈔票認知有困難。

三、言語表達出問題

　　一般人偶爾會想不起某個字或名詞，失智症患者會
　　以替代方式表達詞彙，例如「郵差」是「送信的人」，

「窗簾」是「用來遮太陽的」……

四、喪失對時間、地點的概念

失智症患者會搞不清楚年月日、星期幾，在自家附近迷路走失。

五、判斷力變差、警覺性降低

失智症患者開車會出現驚險畫面、過馬路不會看紅綠燈；借錢給陌生人、聽廣告就買大量東西、一次錯吃一周藥量……

六、抽象思考出現困難

對日常生活中常使用的家電，失智症患者無法理解操作、不再會使用提款機等。

七、東西擺放錯亂

失智症患者會將物品錯放不恰當位置，比如水果放進衣櫃、拖鞋藏在被子裡。

八、行為與情緒出現改變

　　失智症患者情緒轉變較快，改變不一定有理由可了
解，會出現異於往常行為，如到商店拿東西不給錢、
衣衫不整、隨便亂摸騷擾異性。

九、個性改變

　　疑心病變重、口不擇言、過度外向、失去自我控制；
或凡事冷漠、不言不語。

十、活動及開創力喪失

　　失智症患者變得更被動、需一再催促誘導才會勉強
參與事務，原本喜好的東西也都沒興趣了。

資料來源：台北榮總高齡醫學中心

臨床失智評估量表 CDR

正常：CDR ＝ 0

可疑：CDR ＝ 0.5

輕度：CDR ＝ 1

中度：CDR ＝ 2

重度：CDR ＝ 3

記憶

正常：沒喪失或偶爾遺忘。

可疑：輕微健忘；事情無法完整想起；良性記憶不好。

輕度：對最近事物時常忘記、影響到日常生活。

中度：開始嚴重喪失記憶、只記得很熟的事、無法記住
新發生的事物。

重度：嚴重喪失記憶、對記憶只剩片片斷斷。

定向感

正常：人、事、時、地，定向感正確。

可疑：除對時間順序稍有困難外，其他都正常。

輕度：對時間順序有困難，對於施測地點的定向感正常；
　　　但是對地理位置的定向感有困難。

中度：對時間的前後關聯出了問題；時間的定向感不好，
　　　通常對地點的定向感也不好。

重度：只維持對人的定向感。

「判斷」與「解決問題」能力

正常：能將日常生活處理得很好，相較於從前，判斷力
　　　依然很好。

可疑：對解決問題與分析事物的異同稍有困難。

輕度：解決問題、分析事物具有中度困難，但社交判斷
　　　還合宜。

中度：對解決問題、分析事物有嚴重困難，社交判斷有

　　障礙。

重度：無法判斷事情或解決問題。

社區事務

正常：能獨自處理生活相關的財物、購買、社區活動及
　　　上班工作業務。

可疑：對上述活動開始有輕微障礙出現。

輕度：上述活動無法獨力完成，仍可以參與上述活動，
　　　在較輕鬆的狀況下仍表現正常。

中度：無法獨立勝任家庭以外的事情，但表面上看來是
　　　正常的。

重度：無法獨立勝任家庭以外的事情，但外表看起來，
　　　已經是有疾病的狀態。

「居家功能」與「嗜好」

正常：維持正常。

可疑：對生活、嗜好興趣等，開始有輕微障礙出現。

輕度：對生活功能有確實的障礙，放棄複雜的外務、興

趣、嗜好。

中度：只能做簡單家務，最愛的嗜好勉強維持。

重度：無法進行任何家務。

個人照護

正常：能自我照顧。

輕度：需要他人提醒才能自我照顧。

中度：穿衣與保持個人清潔需要他人協助。

重度：所有個人照護均需要他人的協助；時常有失禁的
　　　狀況。

上述資訊僅供參考，量表的使用仍需要醫師專業判斷

附錄
失智照護資源

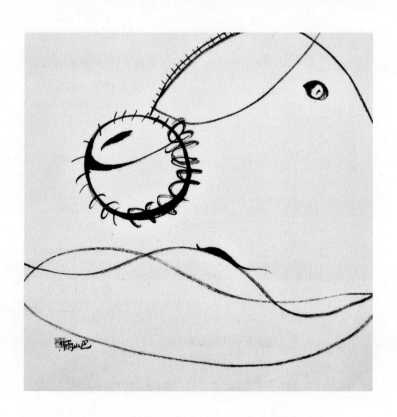

各縣市就診醫院與科別

縣市	醫院名稱	科別
基隆市	長庚紀念醫院基隆分院	神經
	行政院衛生署基隆醫院	精神、神經
台北市	國立台灣大學醫學院附設醫院	精神、神經
	三軍總醫院	精神、神經
	台北榮民總醫院	精神、神經、高齡醫學
	台北市立萬芳醫院	精神
	國泰綜合醫院	精神、神經
	馬偕紀念醫院及其淡水分院	精神、神經
	新光吳火獅紀念醫院	精神、神經
	台北醫學大學附設醫院	神經
	台北市立聯合醫院中興院區	神經
	台北市立聯合醫院仁愛院區	精神、神經
	台北市立聯合醫院忠孝院區	精神、神經
	台北市立聯合醫院和平院區	精神
	台北市立聯合醫院陽明院區	精神、神經

台北市	台北市立聯合醫院松德院區	神經
	台北市立聯合醫院林森中醫院區	神經
	振興復健醫學中心	神經
	台安醫院	神經
	台北仁濟院附設仁濟醫院	神經
	康寧醫院	神經
	中國醫藥大學附設醫院台北分院	神經
新北市	亞東紀念醫院	神經
	雙和醫院	神經
	坪林區衛生所	神經
	行政院衛生署台北醫院	神經、精神
	佛教慈濟綜合醫院台北分院	神經
	財團法人恩主公醫院	神經
	耕莘醫院新店總院	精神、神經 老年
	耕莘醫院永和分院	精神、神經
	國泰綜合醫院汐止分院	精神、神經

桃園縣	長庚紀念醫院失智症中心	神經、精神
	壢新醫院	神經
	國軍桃園總醫院附設民眾診療服務處	神經
	天主教聖保祿修女會醫院	神經
	迎昶診所	精神
	楊梅天成醫院	神經
新竹縣	行政院衛生署新竹醫院	神經、精神
	馬偕紀念醫院新竹分院	精神
新竹市	財團法人國泰綜合醫院新竹分院	神經
台中市	台中榮民總醫院	精神、神經、神經內科(神內)
	中山醫學大學附設醫院及其復健醫院	精神、神經
	林新醫院	神經
	中國醫藥大學附設醫院	精神
	維新醫院	精神
	佛教慈濟綜合醫院	神經、老人
	中國醫藥大學附設醫院豐原分院	神經
	澄清綜合醫院中港院區	神經
	行政院衛生署台中醫院	精神、神經

	行政院衛生署豐原醫院	神經、精神
	國軍台中總醫院附設民眾診療服務處	精神、神經
	光田綜合醫院沙鹿總院	精神、神經
	光田綜合醫院大甲院區	神經
	童綜合醫院及其沙鹿院區	神經、心身
	仁愛綜合醫院	神經
彰化縣	彰化基督教醫院及二林分院	精神、神經、老人
	吳澄第神經科精神科診所	精神
	彰化基督教醫院鹿東分院	精神
	秀傳紀念醫院	神經、精神
南投縣	竹山秀傳醫院	神經
	行政院衛生署草屯療養院	精神
	中國醫藥大學附設醫院草屯分院	精神、神經
雲林縣	天主教若瑟醫院	精神、神內
	國立台灣大學醫學院附設醫院雲林分院	精神
	國立成功大學醫學院附設醫院斗六分院	神經、精神
	彰化基督教醫院雲林分院	神內
	慈愛綜合醫院	神經

	廖寶全診所	精神
	中國醫藥大學北港附設醫院	精神
	嘉義基督教醫院	神經
嘉義市	台中榮民總醫院嘉義分院	神經、身心醫學
	天主教聖馬爾定醫院及民權院區	精神、神經
嘉義縣	佛教慈濟綜合醫院大林分院	精神
	嘉義長庚紀念醫院	精神
	台中榮民總醫院灣橋分院	神經
台南市	國立成功大學醫學院附設醫院	神經
	行政院衛生署台南醫院	精神、神經
	郭綜合醫院	神經
	行政院衛生署嘉南療養院	精神、神經
	台南市立醫院	神經
	郭綜合醫院	神經
台南市	七股區衛生所	一般
	奇美醫療柳營奇美醫院	神經
	奇美醫院	神經、失智

高雄市	高雄榮民總醫院	神經
	高雄醫學大學附設中和紀念醫院	神經、精神
	長庚紀念醫院高雄分院	癲癇、神經
	長庚紀念醫院鳳山分院	神經
	高雄市立凱旋醫院	精神
	高雄市立民生醫院	神經
	義大醫院	精神、神經
	高雄市立小港醫院	神內
屏東縣	屏東民眾醫院	神經
	行政院衛生署屏東醫院	神經
台東市	馬偕醫院台東分院	神經
台東縣	慈濟綜合醫院關山院區	神經
宜蘭縣	羅東博愛醫院	神經
	天主教靈醫會羅東聖母醫院	神經
花蓮縣	佛教慈濟綜合醫院	精神、神經
	台灣基督教門諾會醫院	身心、神經
	佛教慈濟綜合醫院／花蓮玉里關山院區	神經

資料來源：台灣失智症協會

各縣市長期照護管理中心

服務站	地　　　　址	電　話
台北市長期照顧管理中心		
總站	台北市長安西路 15 號 3 樓 （台北市身心障礙福利會館）	(02)2522-2202 或 1999#9
東區： 南港內湖	台北市同德路 87 號 9 樓 （台北市立聯合醫院忠孝院區）	(02)5558-2988
西區： 萬華、中正	台北市中華路二段 33 號 A 棟 5 樓（台北市立聯合醫院和平院區）	(02)2375-3323
南區： 松山、信義 大安、文山	台北市大安區仁愛路四段 10 號 5 樓（台北市立聯合醫院仁愛院區）	(02)2704-9114
北區： 北投、士林	台北市士林區雨聲街 105 號 2 樓 （台北市立聯合醫院陽明院區）	(02)2838-9521
新北市長期照顧管理中心		
板橋站： 板橋、中和、 永和	新北市板橋區中正路 10 號 2 樓	(02)2968-3331
三重站： 三重、蘆洲、 新莊	新北市三重區中山路 2-1 號 2 樓	(02)2984-3246

深坑站： 深坑、新店、 烏來、石碇、 坪林、平溪、 瑞芳、雙溪、 貢寮、汐止	新北市深坑區深坑街 165 號 3 樓	(02)2664-0388
三峽站： 土城、樹林、 三峽、鶯歌	新北市三峽區光明路 71 號 3 樓	(02)2674-2858
淡水站： 淡水、八里、 三芝、石門、 金山、萬里、 五股、泰山、 林口	新北市淡水區中山路 158 號 3 樓	(02)2629-7761
桃園縣長期照顧管理中心		
衛生局分站	桃園市縣府路 55 號 1 樓	(03)3321-328
南區分站	中壢市溪洲街 298 號 4 樓	(03)4613-990
新竹市長期照顧管理中心		
新竹市東區竹蓮街 6 號 3 樓（向日葵大樓）		(03)5628-850
新竹縣長期照顧管理中心		
新竹縣竹北市光明六街 10 號 B 棟 4 樓		(03)5518-101 # 5215-5221
苗栗縣長期照顧管理中心		
苗栗市經國路四段 851 號 2 樓		(037)261-009

台中市長期照顧管理中心		
豐原區	台中市豐原區中興路 136 號	(04)2515-2888
原台中市站	台中市西區民權路 105 號 2 樓	(04)2228-5260
南投縣長期照顧管理中心		
南投市復興路 6 號 1 樓（南投縣衛生局）		(049)2209-595
彰化縣長期照顧管理中心		
彰化縣彰化市旭光路 166 號 4 樓		(04)7278-503
雲林縣長期照顧管理中心		
雲林縣斗六市府文路 22 號		(05)5352-880
嘉義市長期照顧服務管理中心		
嘉義市德明路 1 號 1 樓		(05) 2336-889
嘉義縣長期照顧管理中心		
嘉義縣太保市祥和二路東段 1 號		(05)3625-750
台南市長期照顧管理中心		
總站：安平、安南、東區、中西區、南區、北區、永康、新市	台南市安平區中華西路二段 315 號 6 樓（台南市社會福利綜合大樓）	(06)2931-232 (06)2931-233

新營站： 白河、後壁、 新營、東山、 柳營、下營、 鹽水、麻豆、 學甲、大內、 南化、楠西、 玉井	台南市新營區府西路 36 號 3 樓	(06)6323-884 (06)6322-476
北門站： 七股、西港、 佳里、將軍、 北門	台南市佳里區六安里六安 130 號 （蕭壠文化園區）	(06)7235-727 (06)7235-263
善化站： 山上、六甲、 官田、善化、 安定	台南市善化區中山路 353 號	(06)5812-251 (06)5812-252
新豐站： 左鎮、新化、 歸仁、關廟、 仁德、龍崎	台南市歸仁區信義南路 78 號 2 樓	(06)3387-851 (06)3387-852
高雄市長期照顧管理中心		
總站	高雄市中正四路 261 號 2 樓	(07)2158-783
仁武站： 鳳山、仁武、 鳥松、大社	高雄市仁武區文南街 1 號 2 樓	(07)3732-935 (07)3737-013 (07)3722-133
大寮站： 大寮、林園、 大樹	高雄市大寮區進學路 129 巷 2-1 號	(07)7821-292

岡山站： 岡山、橋頭、 燕巢、田寮、 阿蓮、路竹、 湖內	高雄市岡山區公園路 50 號 3 樓	(07)6224-718 (07)6210-869
美濃站： 旗山、美濃、 內門、甲仙、 杉林、六龜、 桃源、茂林、 那瑪夏	高雄市美濃區美中路 246 號	(07)6822-810 (07)6822-811
永安站： 茄萣、永安、 梓官、彌陀	高雄市永安區永安路 28-1 號 3 樓	(07)691-0923
屏東縣長期照顧管理中心		
總站	屏東縣屏東市自由路 272 號 （屏東縣政府衛生局）	(08)7351-010
屏東分站	屏東縣屏東市華正路 95 號 （屏東縣老人文康中心）	(08)7372-500
高樹分站	屏東縣高樹鄉長榮村南昌路 12-2 號（高樹鄉衛生所）	(08)7960-222
潮州分站	屏東縣潮州鎮南京路 163 號（社 會處潮州區家庭福利服務中心）	(08)7882-101 (08)7881-850
枋寮分站	屏東縣枋寮鄉保生村海邊路 6 號 （社會處枋寮區家庭福利服務中心）	(08)8781-101 (08)8780-026

基隆市長期照顧管理中心		
總站	基隆市安樂路二段 164 號前棟 1 樓	(02)2434-0234
信義站	基隆市信義區東信路 35 巷 47 號 2 樓	(02)2466-1280
宜蘭縣長期照顧管理中心		
總站	宜蘭市民權路一段 65 號 5 樓	(03)9359-990 (03)9314-773
溪南分站	宜蘭縣羅東鎮民生路 79 號 2 樓	(03)9569-990
花蓮縣長期照顧護管理中心		
總站	花蓮市文苑路 12 號 3 樓	(03)8226-889
南區分站	花蓮縣玉里鎮中正路 152 號	(03)8980-220
台東縣長期照顧管理中心		
台東市桂林北路 201 號		(089)357-328
澎湖縣長期照顧管理中心		
澎湖縣馬公市中正路 115 號 1 樓		(06)9267-242
金門縣長期照顧管理中心		
金門縣金湖鎮中正路 1-1 號 2 樓		(082)334-228
連江縣長期照顧管理中心		
馬祖南竿復興村 216 號（連江縣衛生局）		(0836)22095# 211

相關協會

台灣失智症協會
地址：台北市中正區南昌路二段 206 號 10 樓之 1
電話：02-33652826

中華民國失智者照顧協會
地址：台中市南屯區文心南三路 126 號
電話：04-24731619

中華民國家庭照顧者關懷總會
地址：台北市中正區羅斯福路三段 125 號 10 樓
電話：02-23692426

台南市熱蘭遮失智症協會
地址：台南市北區勝利路 421 號 5 樓
電話：06-2372122

高雄市失智症協會
地址：高雄市三民區自由一路 100 號（11A 神經內科辦
公室）
電話：07-313 4752

高雄市聰動成長協會

地址：高雄市三民區應安街 251 號

電話：07-3920873

屏東縣失智症服務協會

地址：屏東市忠孝路 120 之 1 號

電話：08-7325455

天主教失智老人基金會

地址：台北市萬華區德昌街 125 巷 11 號

電話：02-23320992

失蹤老人協尋中心

地址：台北市中山區民權西路 79 號 3 樓之 2

電話：02-25971700

喘息服務

　　為減輕家庭照顧者的身心壓力與經濟負擔，讓照顧者獲得休息機會，衛生署配合長期照護十年計畫，針對：

● 65 歲以上失能老人。

● 55 歲 - 64 歲失能山地原住民。

● 50 歲 - 64 歲身心障礙者。

　　提供替代性的服務──「喘息服務」方案，支持家庭照顧者的持續照顧能量，增進照顧者的生活品質。

「喘息服務」方案補助內容

● 輕中度失能者，每年補助 14 天。

● 重度失能者每年補助 21 天。

● 機構或居家喘息服務，可混合搭配使用，民眾可依自己的需求選擇使用。

● 補助的家庭照顧超過一個月以上，且無僱請外籍看護者。

　　除了喘息服務之外，對於有長期照顧服務需求的民眾，衛生署亦補助縣市政府提供居家護理及居家復健等

服務，民眾若想要申請，可依流程向各縣市的長期照顧
管理中心洽詢。

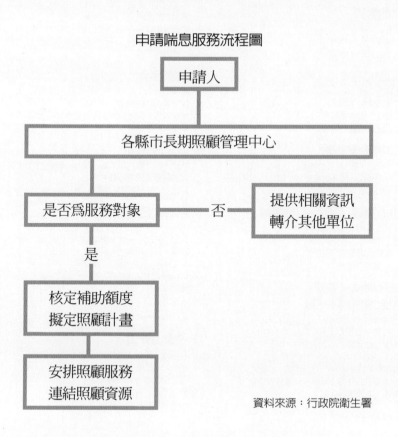

申請喘息服務流程圖

資料來源：行政院衛生署

CARE
Good Care,
Good Living

CARE書系作品：

CARE

Good Care ,
Good Living

CARE

Good Care ,
Good Living

CARE

Good Care ,
Good Living

CARE

Good Care ,
Good Living